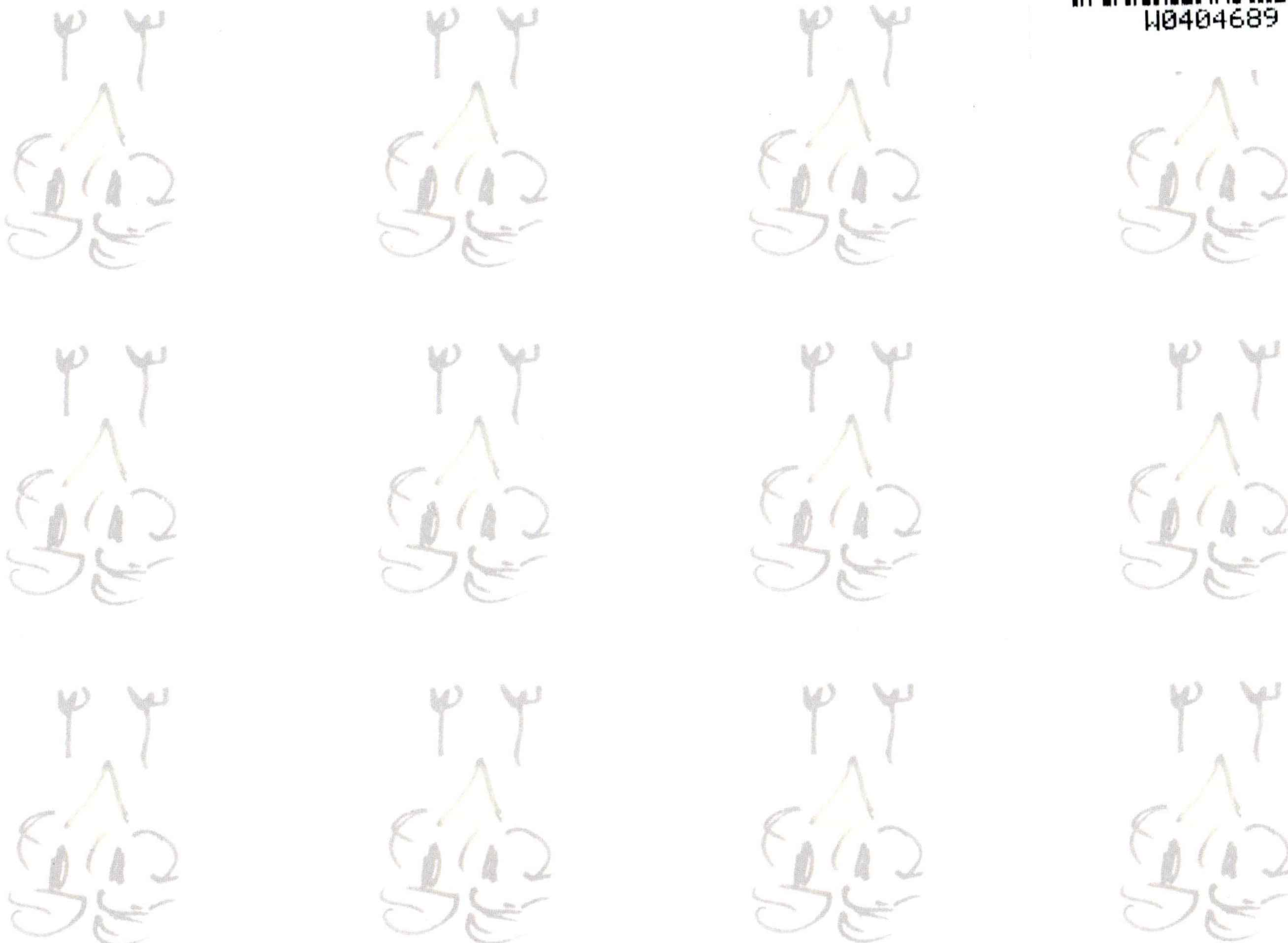

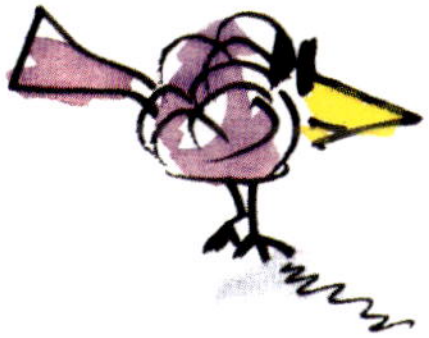

Mag. Monika Müksch

Co-Autorin Ilona Matusch

Illustrationen Jaro Raiser

Gepflegter Humor

Humor in der Pflege

Gesund bleibt, wer den Humor pflegt und lacht!

Ein Humorfachbuch für Kranken- und Gesundheitsschwestern und -brüder, Pflegepersonal, Heimhilfen, Therapeutinnen und Therapeuten, Animatorinnen und Animatoren, Ehrenamtliche und wenn ich mir's recht überlege auch für Gestresste und Erziehende, Mütter, Väter, Omas, Opas, Chefinnen, Chefs, Sekretärinnen und Sekretäre usw.

edition velvet voice

1.Auflage: Oktober 2008

Illustrationen: Jaro Raiser
Grafik/Layout: DIGIHOUSE.AT
Druck: Holzhausen
Autorinnenfotos: privat
Printed in Austria
ISBN 978-3-9502594-0-7

http://edition.velvetvoice.at

edition
velvet voice

Inhaltsverzeichnis

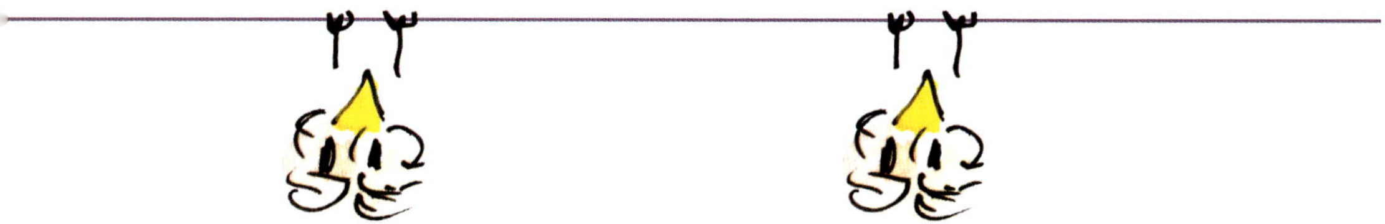

Humor schafft Nähe zwischen Menschen und Distanz zum Problem.

Vorwort

Ich wollte immer schon wissen, was Menschen glücklich macht. Inzwischen weiß ich: Herzhaftes Lachen macht glücklich. Seit einigen Jahren halte ich Seminare zum Thema Lachen und Humor in der Pflege. Dabei begegne ich einem großen Humorpotenzial. Und ich lerne etwas sehr Wichtiges in meinen Seminaren von Menschen in der Betreuung und Pflege: Bei chronisch Kranken, sehr alten oder dementen Personen und auch Menschen, die im Sterben liegen, gibt es einen Platz für Humor. Es geht darum, die Lebensqualität zu erhöhen, und da ist Lachen nicht verboten.

Es geht hier nicht um den Galgenhumor, es geht um wertschätzenden und liebevollen Humor. Ich lerne immer wieder Menschen kennen, die im Pflegeberuf ihre Berufung gefunden haben. Die Gefahr für ein „Burnout-Syndrom", das so genannte Ausbrennen, ist groß. Lachen und Humor können vor allem dann ein „Meer sein, in dem man Kraft und Hoffnung tanken und Energie holen kann", wie es eine Teilnehmerin einmal so treffend formulierte.
Und Humor ist noch viel mehr. In den Seminaren wird nach kurzer Zeit des gemeinsamen Lachens und Humorerforschens so viel Energie – so viel Liebe frei.

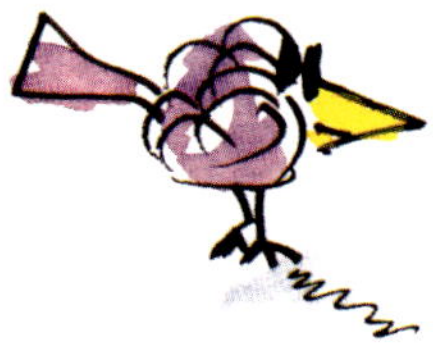

Humor ist die Perle im Inneren und Lachen ist das Glitzern an der Oberfläche.

(alte irische Weisheit)

Phänomen Humor

Wenn Humor langweilig wird: Ein beliebter österreichischer Komiker war vor einigen Jahren zu Gast in einer TV-Diskussionsrunde zum Thema Humor. Es wurde ohne Ende theoretisiert – bis der gewisse Herr einschlief. Die Kameraeinstellungen mit dem Schlafenden war das Lustigste an der ganzen Sendung – zumindest für die Zuseherinnen und Zuseher vor den Bildschirmen. Damit Sie beim Lesen jetzt nicht einschlafen, halte ich meine Abhandlungen zu Humortheorien kurz, spannende Literaturtipps zum Thema finden Sie im Anhang.

Wer dafür sorgt, dass Körper, Seele und Geist ausreichend Nahrung bekommen, wird den äußeren Umständen, so widrig sie sein mögen (und das sind sie oft nicht nur im pflegerischen Alltag), mit heiterer Gelassenheit begegnen und über sie und sich lachen können.
Ich sehe Humor als die innere Einstellung und das Lachen als Vehikel, das den Humor sichtbar und spürbar macht.

Das erwartet Sie in diesem Buch

Den Anfang machen Erkenntnisse der Lachforschung und eine Auswahl von Dingen, die zum Lachen bringen. Im 2. Teil geht es um Strategien zur Erhaltung der Freude und Ausgeglichenheit. Im letzten Teil des Buches gibt es konkrete Beispiele für humorvolle Interventionen im Betreuungsalltag.

Das Buch umfasst Erkenntnisse und Rückmeldungen von Teilnehmerinnen und Teilnehmern meiner Humorseminare und sind verwoben mit eigenen Ideen. Es ist ein Handbuch. Das heißt, dazu erdacht, dass Sie es so oft wie möglich zur Hand nehmen, die Inhalte ausprobieren und immer in der Tasche haben für den humoristischen Notfall!

PS: Das Schöne an dem Buch ist, dass nicht allzu viel Neues darin zu finden ist. Es sind Dinge, die Sie kennen, schon getan haben oder vielleicht täglich tun. Der Unterschied besteht in der bewussten Wahrnehmung.

Ein herzliches Dankeschön an all meine Seminarteilnehmerinnen und -teilnehmer für die Ideen!

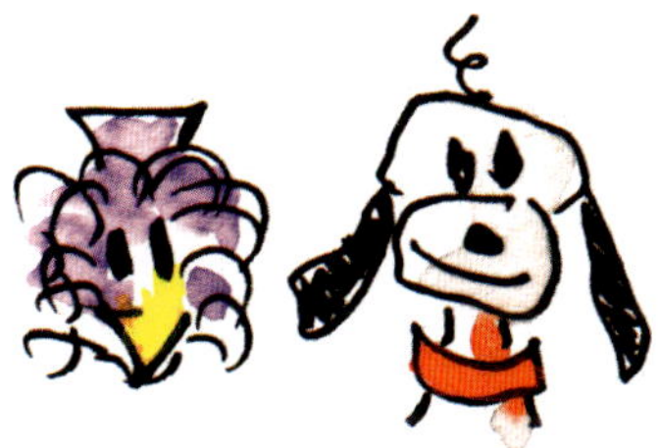

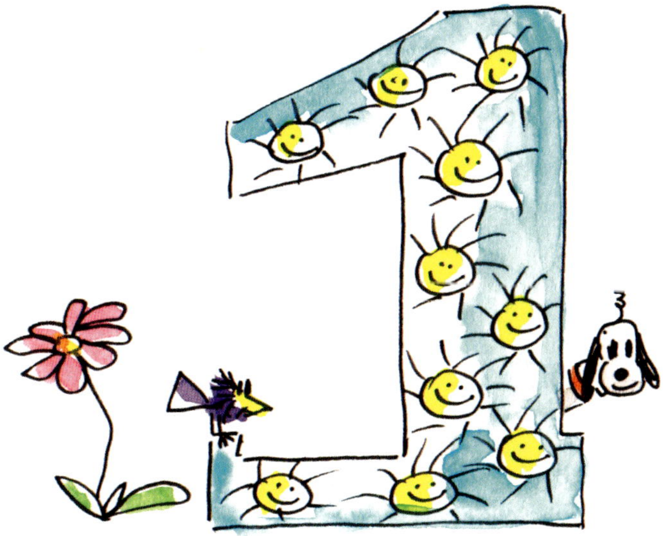

Menschen sehnen sich nach Lachen, als ob es eine essenzielle Aminosäure wäre.

(Patch Adams, amerikanischer Arzt)

Hier geht es ums Lachen

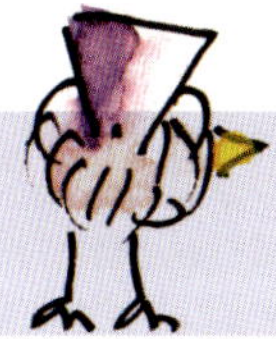

Im Oktober 1998 wurde bei einem internationalen Humorkongress in Basel – ja, so etwas gibt es! – berichtet, dass der moderne Mensch das Lachen zunehmend verlernt. Einer Studie zufolge lachten die Menschen in den Zeiten wirtschaftlicher Depression in den 50er-Jahren im Durchschnitt 18 Minuten am Tag. Heute lachen wir nicht länger als 6 Minuten am Tag, obwohl der Lebensstandard enorm gestiegen ist. Dinge, über die man vor 40 Jahren noch lachte, rufen heute oft nicht einmal das leiseste Lächeln hervor. Schallendes Lachen, bei dem die Tränen über die Wangen laufen, gibt es heute selten bis gar nicht!

Durch den übergroßen Ernst wird auch unser Sinn für Humor krank. Was tun? Ein indischer Arzt, Dr. Madan Kataria, hatte die Idee, dass man den Humor wieder erlangen oder stärken kann, wenn man den Prozess umdreht: grundlos drauflos lachen. Ähnlich wie Kinder, die bis zu 400 Mal pro Tag über alles und jedes lachen. So werden die Lachmuskeln trainiert, diese springen im Alltag schneller an und mehr Sinn für Humor wird entwickelt. Wer mehr Humor hat, lacht mehr und „füttert“ damit die Humorbereitschaft anderer. ACHTUNG Ansteckungsgefahr!

Von der Theorie zur Praxis: In Lachclubs treffen sich so genannte Gelophile (Lachfreudige, von gelos = griechisch: lachen) und üben Lachyoga – eine Art Lachgymnastik mit Elementen des Yoga. Die Idee dahinter ist, dass damit die vielen Schichten nicht gelachten Lachens und nicht geweinter Tränen abgebaut und die Gefühle wieder zum Fließen gebracht werden. Stellen Sie sich ein verstopftes Abflussrohr vor, das nach einer Reinigung wieder funktioniert. So befreiend und klärend wirkt das aktive Lachen ohne Grund. Wichtig ist die Gruppe, die Bereitschaft, und es gilt das Motto: „Fake it until you make it" – tu so, als ob, bis es gelingt. Die Gefühle folgen der Bewegung – „motion creates emotion" – und aus den aufgesetzten Lachyogaübungen wird schließlich ein echtes herzhaftes Lachen ohne Grund. Die Sinnlosigkeit ist ja das Wesen des herzhaften Lachens, es folgt keiner Logik und macht frei und glücklich. Wunderbarer Nebeneffekt: Wir lernen, unser Glücklichsein von äußeren Bedingungen zu befreien – in einer Welt, in der es „immer weniger zu lachen gibt", Voraussetzung für heitere Gelassenheit.

Nach dem Besuch eines Seminars bei Dr. Kataria habe ich 2004 den Hernalser Lachclub in Wien gegründet, der seither floriert und von Monat zu Monat immer mehr Zustrom erhält. Infos zum Hernalser Lachclub und zum Lachyoga allgemein finden Sie auf S. 107. Bei den monatlichen Treffen, bei denen jede Besucherin und jeder Besucher gerne gesehen ist, lachen und feiern wir ohne Grund.

Mit Grund lachte der Brite Norman Cousins. Der Schwerkranke schaffte in den 1960er-Jahren eine wesentliche Verbesserung seines Gesundheitszustandes durch exzessiven Konsum von lustigen Filmen und lustiger Literatur. Seine Erfahrungen schrieb er in einem Buch nieder. „Der Arzt in uns selbst" machte die Gelotologie, die Lachforschung, populär und weist auf die enormen Selbstheilungskräfte, die in uns verborgen sind, hin. Norman Cousins war der Meinung, dass er sich in seinen Zustand durch Stress und Zeitdruck hineinmanövriert hatte. Und er erkannte, dass er sich durch positive Stressgefühle wie Lachen und Freude wieder heraus katapultieren konnte. Die gesundheitlichen Auswirkungen des Lachens werden heute weltweit erforscht.

Die Psychologin Papouschek oder der Mediziner Lee Berk belegen in ihren Studien:

» *Lachen setzt Glückshormone frei und baut Angst ab*
» *Lachen baut Stress ab und stärkt die Immunabwehr*
» *Lachen setzt schmerzstillende Stoffe frei und entspannt*
» *Lachen erhöht die Sauerstoffzufuhr und bringt positive Lebensenergie*
» *Lachen belebt den Kreislauf und aktiviert den Stoffwechsel*
» *Lachen fördert Kreativität und Motivation*
» *Lachen löst Hemmungen und reaktiviert verdrängte Gefühle*
» *Lachen fördert einen spontanen Ausdruck von Gefühlen*
» *Lachen provoziert einen Perspektivenwechsel*

Wie das alles in der Praxis aussieht, zeigen Schwester Fröhlich und Bruder Köstlich und das tierische Duo Schmunzel und Kicher. Dank meinem kreativen Mann Jaro Raiser wurden die Ideen lebendig und nehmen Gestalt an:

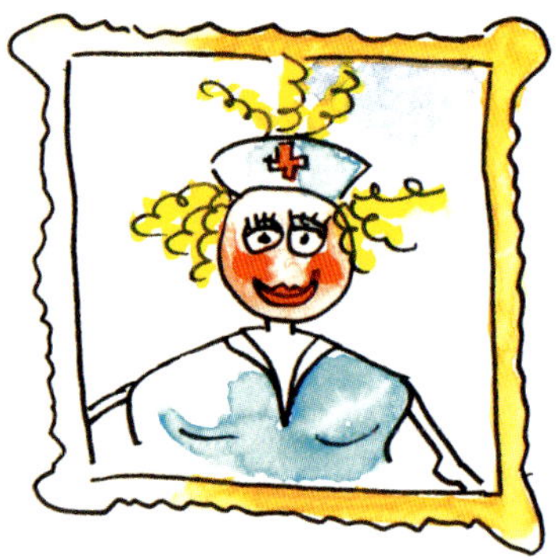

Schwester Fröhlich

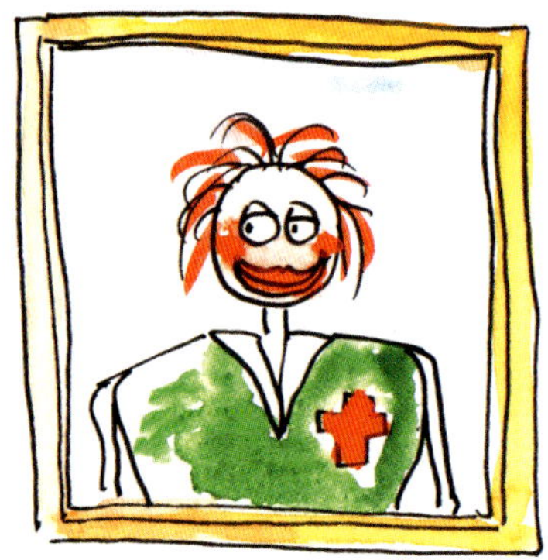

Bruder Köstlich

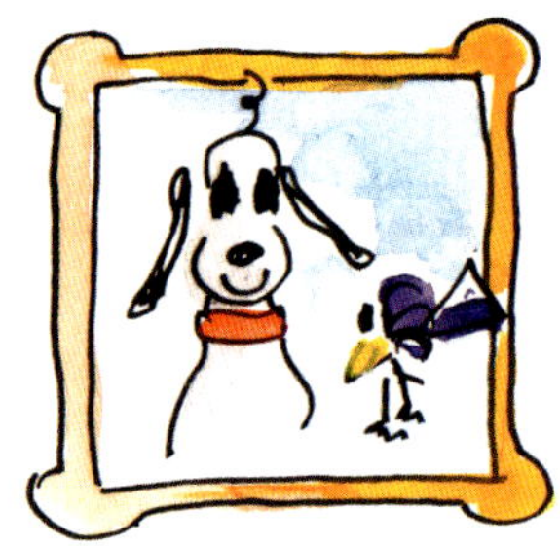

Schmunzel und Kicher

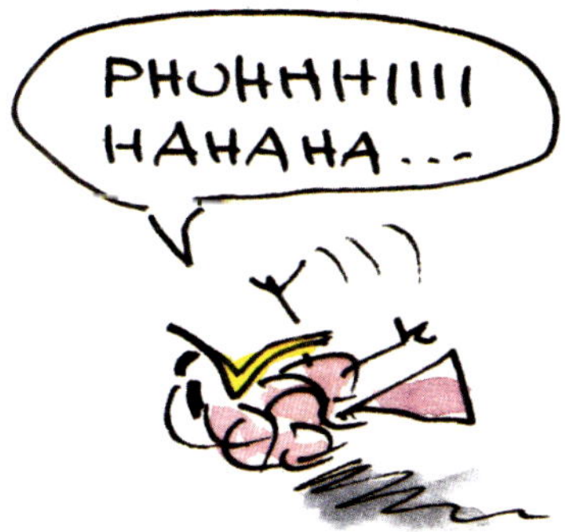
PHUHHHIIII
HAHAHA...

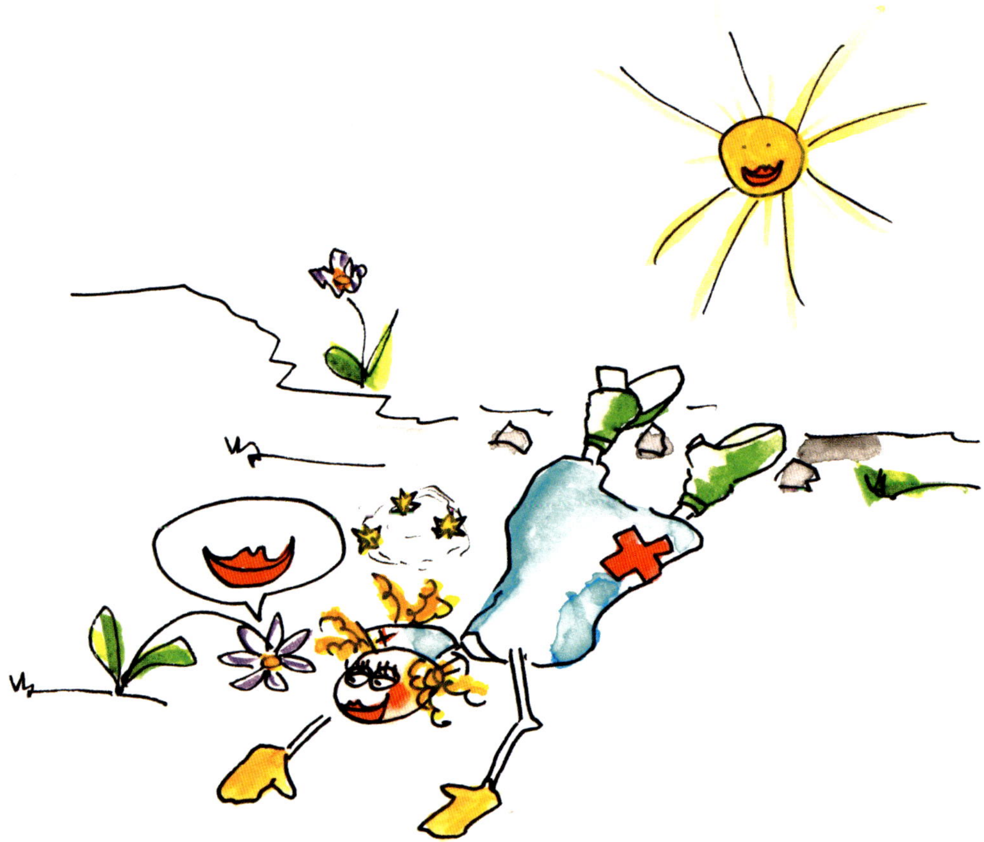

Hoppala

Schwester Fröhlich ist ein Ausrutscher passiert. Das ist für sie ein willkommener Anlass zu herzhaftem Lachen. Denn Schadenfreude, solange niemand ernsthaft verletzt wird, und Selbstironie gehören zu ihren Lieblings-Lachgründen. Und übrigens: Man kann über Hoppalas und dramatische Ereignisse mit Happy End ja noch ein zweites Mal lachen. Dann nämlich, wenn man sie anderen erzählt. Einen tollen Nebeneffekt hat Schwester Fröhlich auch bemerkt, ihr Ärger über Missgeschicke wird durch das Lachen einfach weggeblasen.

Worüber Schwester Fröhlich mit ihren Kolleginnen und Kollegen auch gerne lacht, ist Situationskomik:

» *Lustige Verwechslungen zum Beispiel durch Hörfehler*
» *Jemand will einen Witz erzählen und bleibt stecken (in seinen Worten natürlich!)*
» *Neue Bekanntschaften beim Heurigen (es können auch Bierzelte sein)*

Lachen, bis die Balken krachen

Bruder Köstlich hat eine Vorliebe für eine bestimmte Comedy-Serie, die täglich im Fernsehen läuft. Er hat es sich zur Angewohnheit gemacht, diese halbe Stunde als ganz persönliche Aus- und Lachzeit zu nutzen. Es entsteht das Gefühl der Zufriedenheit: „Diese Zeit gehört nur mir und ich kann ablachen, soviel ich will. Die Wände sind lachdicht! Ich kann mich täglich darauf vorfreuen und am nächsten Tag mit meinem Kumpel noch einmal über die witzigsten Szenen lachen." Schon wieder ein Doppel-Lacheffekt, wie bei den Hoppalas auf Seite 19.

Stimmungsbarometer-Experiment: *Lassen Sie die täglichen Junk-Krimi-Forensiker im Fernsehen ohne Sie ihre Fälle lösen und werfen Sie stattdessen eine Komödie ein.*

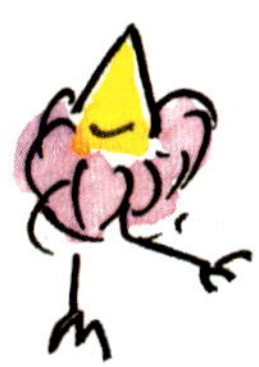

Werden Sie Ihr eigener Lachdetektiv: *Welche Sendungen oder Filme bringen Sie zum Tränen-Kullern-Lachen? Veranstalten Sie lustige TV-Abende mit Ihren Freunden!*
Eine kleine von Bruder Köstlich erprobte Auswahl an Lachfilmen finden Sie auf Seite 104.

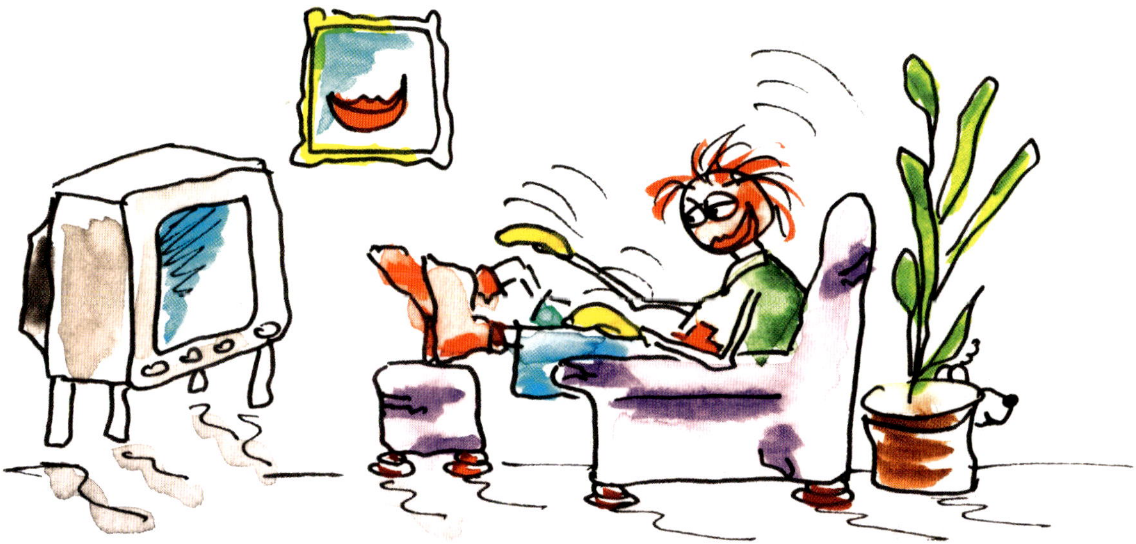

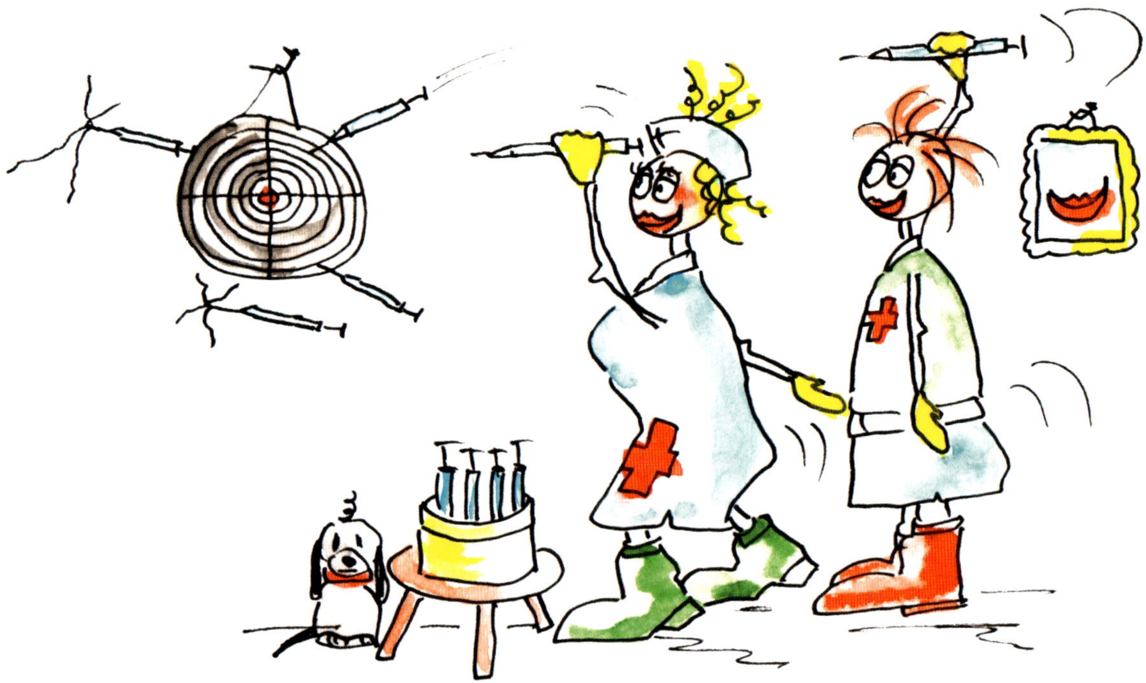

Spiel mal wieder

Schwester Fröhlich und Bruder Köstlich haben ein Spiel erfunden: „Spritzendart". ☺ Ob jemand so erfinderisch ist oder lieber altbekannte Spiele wählt: Spiel und Spaß waren in jedem Leben einmal das einzig Wichtige. Als Kind konnten wir alle stundenlang im Spiel versinken. Leider vergessen wir diese Fähigkeit und wenden uns dem „Ernst des Lebens" zu. Hilfe naht! Unser Leben wird wieder heiterer, wenn wir ernsthafte Dinge mit spielerischer Leichtigkeit tun. Wenn das so einfach wäre... Übung macht den Meister. Zum Beispiel ein Spieleabend mit guten Freundinnen und Freunden, Kolleginnen und Kollegen oder Familienmitgliedern. Doch aufgepasst: Das gemeinsame lustige Spielerlebnis steht im Vordergrund und nicht das Gewinnen – sogar bei Spielen wie „Mensch ärgere Dich nicht". Schwester Fröhlich und Bruder Köstlich empfehlen nach zahllosen durchlachten Spielenächten Gesellschaftsspiele wie „Activity" oder „Nobody is perfect", aber auch Kartenspiele wie „17+4" oder „Uno".

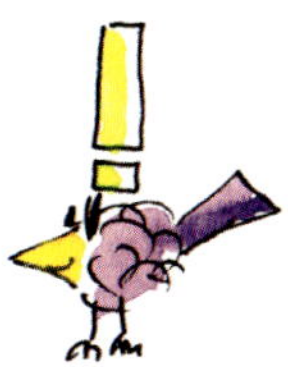

Tipp: *Spiele wie Nonsens–Geschichten-Erzählen, Polster- oder Wasserschlachten oder ein Spielchen auf dem Tennisplatz animieren zum Lachen (auch die Spiele mancher Fußballmannschaften)!*

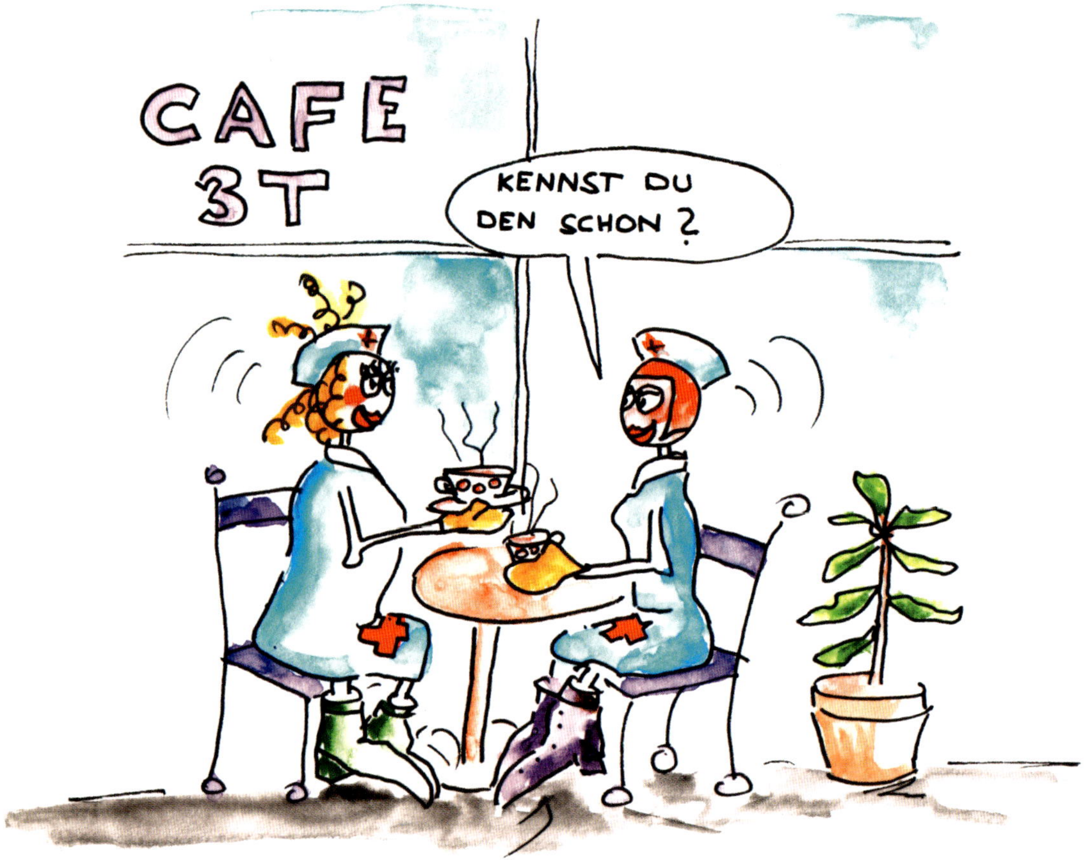
CAFE
3T
KENNST DU
DEN SCHON?

Treffen, Trinken & Tratschen

Schwester Fröhlich sitzt am freien Nachmittag im „Café zu den 3-T". Sie zelebriert ihr 3-T-Ritual regelmäßig: Dabei trifft sie immer eine Person, die ihr gut tut und die ihren Humor mit ihr teilen kann, trinkt Kaffee und zu fortgeschrittener Stunde auch mal einen Cognac und tratscht, was das Zeug hält. Gemeinsame Erinnerungen an Partys werden hervorgekramt, Streiche für bevorstehende Feste ausgeheckt, über Hoppalas wird gelacht und an Filme, die man gesehen hat, erinnert. Natürlich darf der Tages-Witz nicht fehlen und der wöchentliche Buchtipp zum Thema Humor und Lachen. Schwester Fröhlich kann sich ein Leben ohne ihr „3T" gar nicht mehr vorstellen, und es hindert sie sogar daran, krank zu werden. So treffend kann man tratschend und trinkend Gesundheitsvorsorge betreiben.

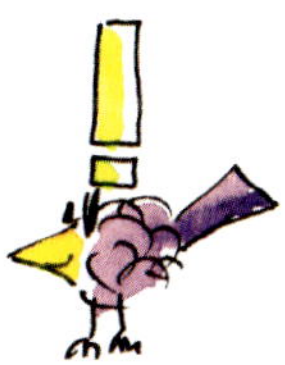

Tipp: *Überraschen Sie Ihre Freundinnen und Freunde mit Parodien, Stilblüten, (Wort-)Witzen, Doppeldeutigkeiten, Nonsens oder Skurrilem – und lachen Sie gemeinsam. Buchtipps von Schwester Fröhlich gibt es auf Seite 106.*

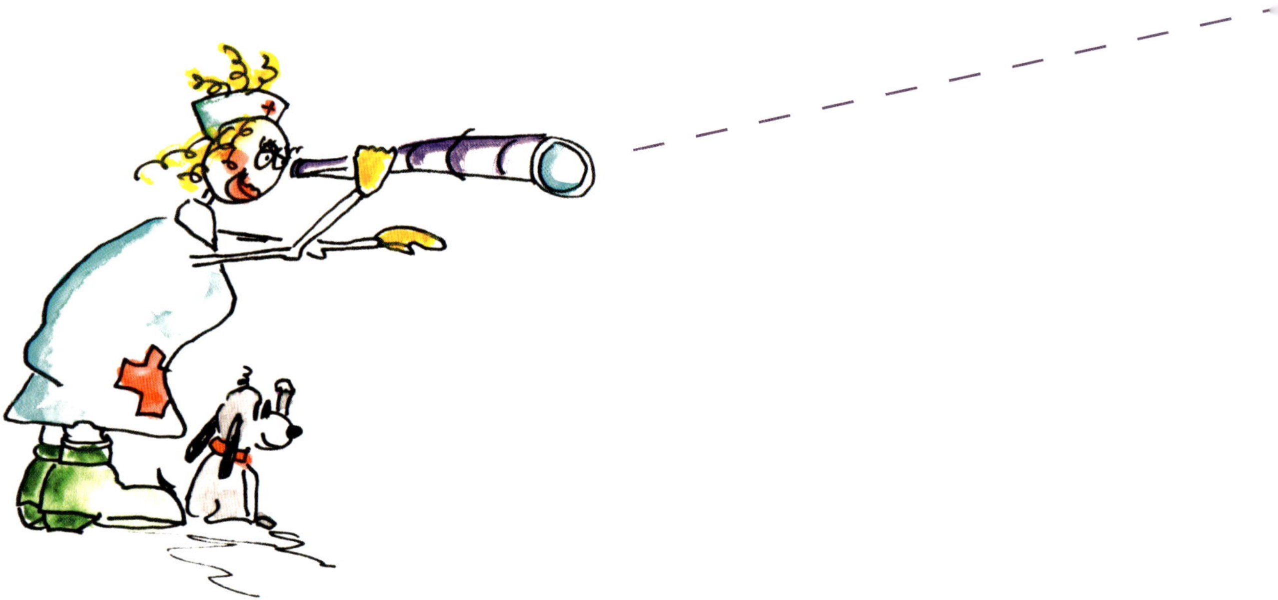

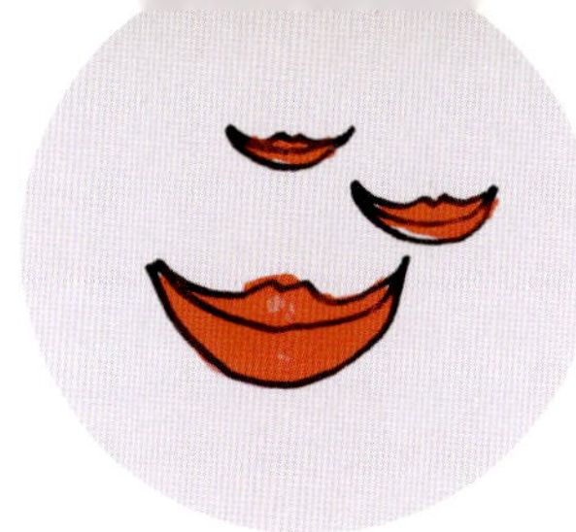

Geh und such

Schwester Fröhlich hat einen Lachtrick, der mit jedem Tag besser funktioniert. Nicht immer kommt das Lachen zu ihr, deshalb macht sie sich auf die Suche. Sie verlässt ihr Haus mit dem Vorsatz, etwas Fröhliches zu entdecken. Dabei hat sie eines festgestellt: Lachen und Lächeln von anderen Menschen sind ansteckend. Sei es der Busfahrer, der sie morgens anlächelt oder der U-Bahn-Fahrer, der sie mit seinem fröhlichen Morgengruß zum Schmunzeln bringt.

Die neue, lachfreudige Kollegin meint sogar, dass man über alles lachen kann, wenn man willens ist, sich vom „Lachtobazillus kicheri" anstecken zu lassen.

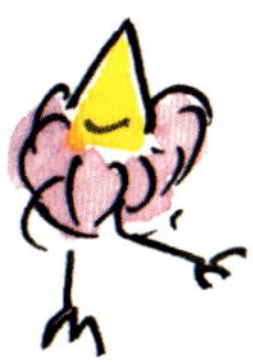

Stimmungsbarometer-Experiment: *Achten Sie doch mal auf ein befreiendes Lachen in ihrer Umgebung und lassen Sie sich mit dem Lachvirus anstecken.*

Geheim-Lachwurzen-Rezept:
1 x täglich suchen, entdecken und anstecken lassen = gesunde Lachwurze.

Tralala & hopsasa

Bruder Köstlich hat seine Gitarre ausgepackt und Schwester Fröhlich zum Tanzen animiert. Sie steuert zu ihrem neuen Mambo-Schritt auch gleich stimmliche Verstärkung bei. Ha, das ist ein Spaß – so gelacht haben die beiden schon lange nicht! Musik und Tanz sind Balsam für die lachende Seele. Sei es durch Singen von Volksliedern, Gstanzln oder selbst gedichteten Songs, Pfeifen, Karaoke oder durch Anhören von CDs. Auch das Tanzbeinschwingen in der Tanzschule, Shaken in der Disco oder auf einer Party tun richtig gut. All das macht den Kopf frei, bringt zum Lachen und entspannt vorzüglich!

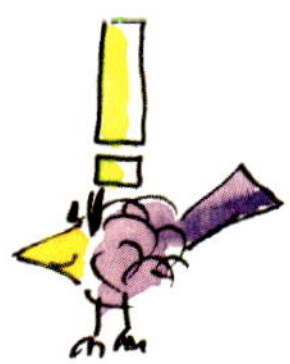

Tipp: *Für diejenigen, die sich nicht raustrauen und für die Luftgitarren-Weltmeisterschaft üben – fröhliche Musik ganz alleine im Wohnzimmer reicht auch, um Spaß zu haben. Da tanzt und singt es sich gleich viel ungehemmter, wenn niemand zusieht.*

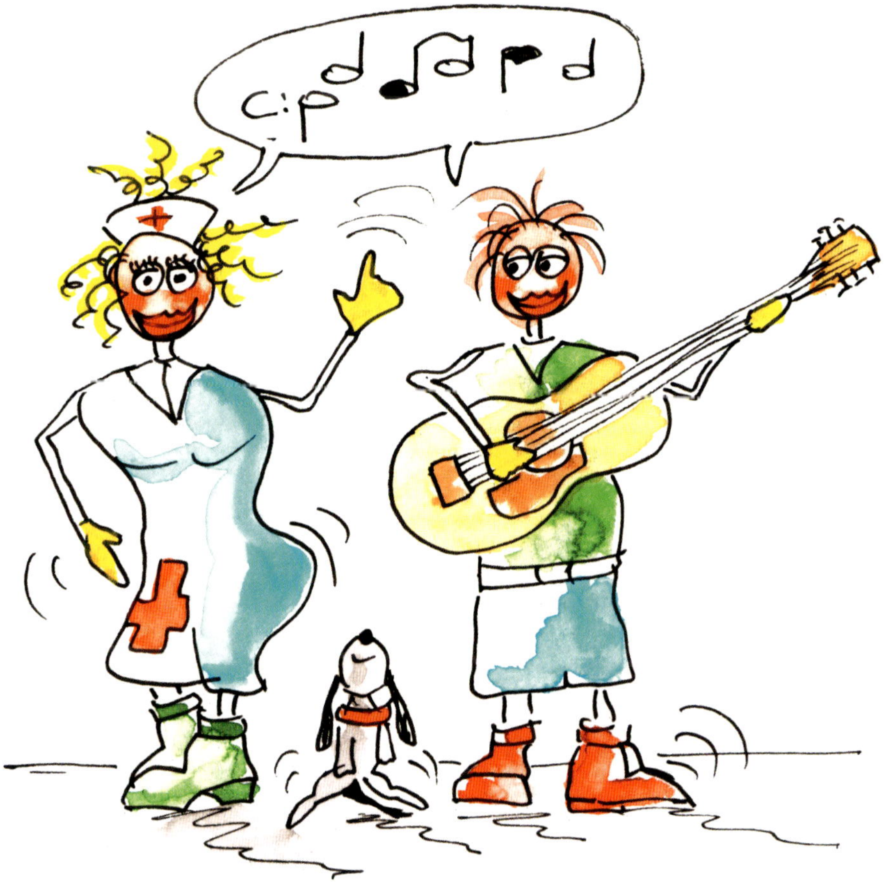

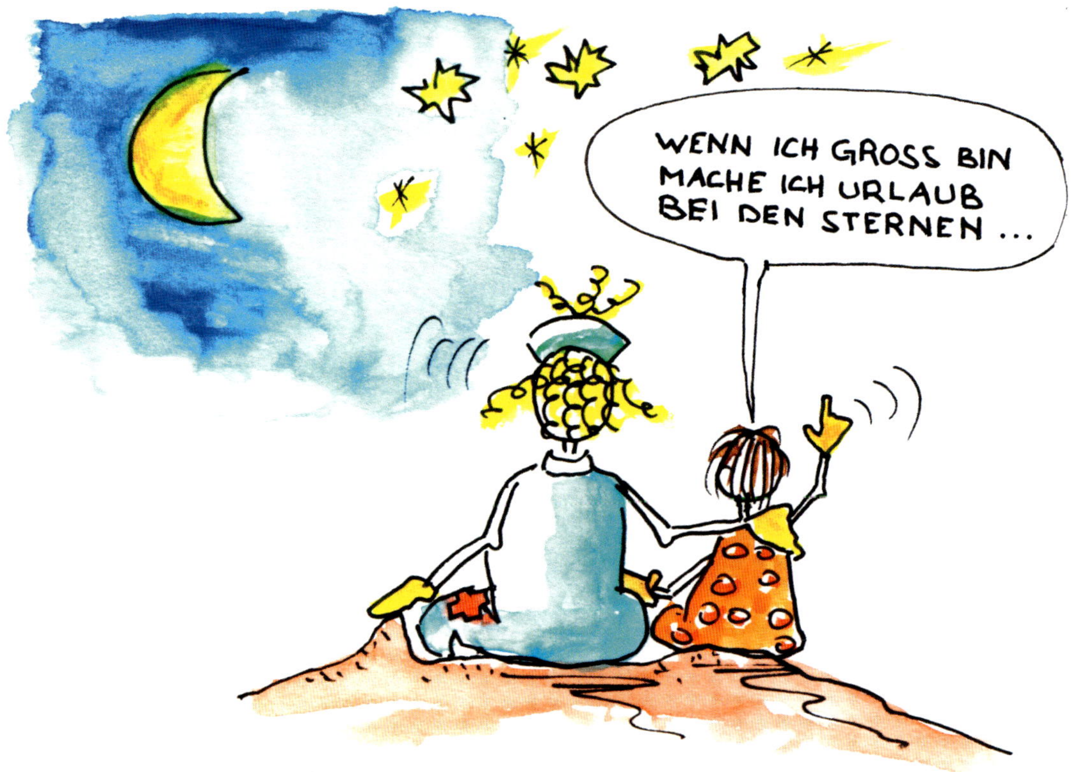
WENN ICH GROSS BIN MACHE ICH URLAUB BEI DEN STERNEN ...

Kindermund tut kund

Kindermund tut nicht nur Wahrheit kund, sondern manchmal auch unglaublich Komisches. Über lustige Meldungen und Stilblüten von Kindern lacht Schwester Fröhlich besonders gern und auch über deren Schabernack. Was sie besonders fasziniert, ist das kindliche Vermögen, in Sekundenschnelle vom Lachen zum Weinen „umschalten" zu können und umgekehrt. Kinder können ihre Emotionen ungehemmt fließen lassen. Diese Fähigkeit wird bei den Erwachsenen vor allem in westlichen Kulturen unterdrückt. Zurück zu den Wurzeln, ein bisschen anders: Mehr Zeit mit Kindern verbringen, kann den eigenen kindlichen Schalk wieder zum Leben erwecken. Keine eigenen Kinder? Ausborgen!

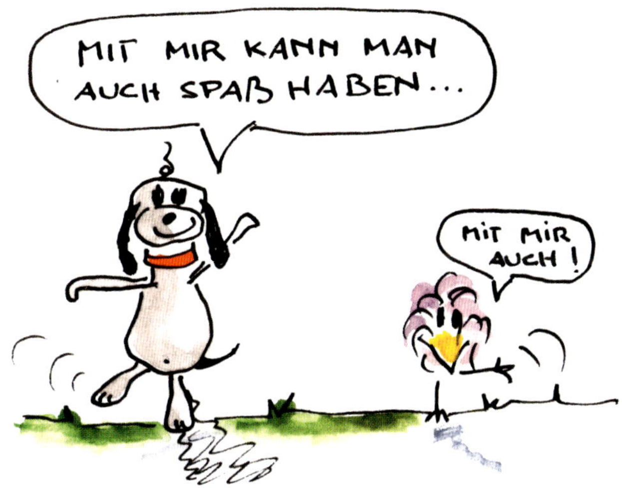
MIT MIR KANN MAN AUCH SPAß HABEN...
MIT MIR AUCH!

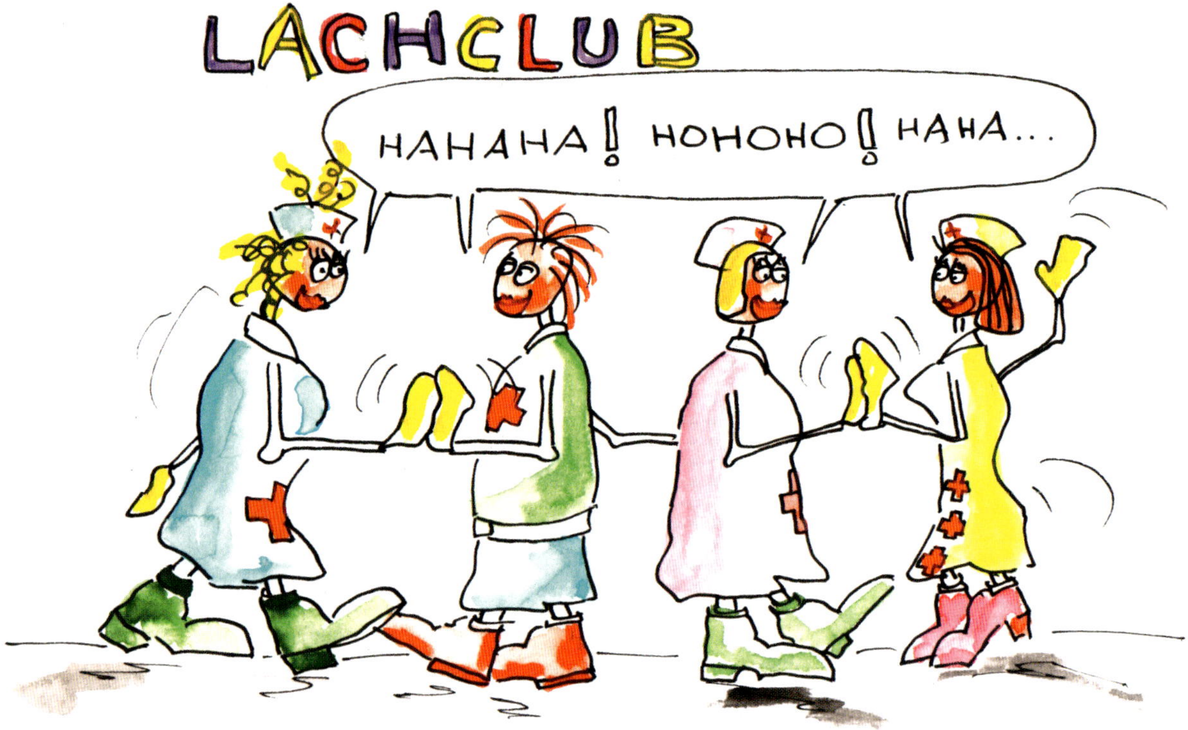
LACHCLUB
HAHAHA! HOHOHO! HAHA...

Komm in den (Lach-)Club

Schwester Fröhlich und Bruder Köstlich wurden von der internationalen Lachbewegung angesteckt und besuchen den Lachclub: Einmal im Monat treffen sich gelophile, das heißt lachfreudige, Menschen und veranstalten ein Lachfest. Zuerst werden unter Anleitung eines Animators Lachyoga-Übungen gemacht. Das ist eine sehr bewegte Lachgymnastik, die dem Prinzip folgt: „Fake it until you make it", auf Deutsch: tu so, als ob – bis es gelingt. Die Lachübungen werden praktiziert, bis ein herzhaftes, grundloses Lachen eintritt. Die Simulation führt also zur Stimulation. Die gesundheitsfördernden Wirkungen auf unseren Organismus sind enorm, und es macht Spaß. Im Anschluss an das Lachyoga wird getanzt und gefeiert.

Eine einfache und doch so wirksame Übung zum Ausprobieren ist das Anerkennungslachen: Gleich in der Früh nach dem Aufstehen der Gang zum Spiegel, ein Blick genügt und schon wird der Daumen zur „Nummer 1" gehoben – mit dem Schlachtruf: „Heute bin ich wieder super! Hahahaha!" Üben Sie allein vor dem Spiegel – Sie werden sehen, es ist ein Riesenspaß!

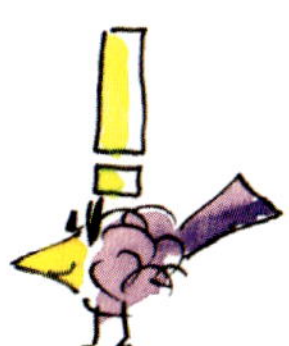

Tipp: *Mehr zum Thema Lachyoga und die Lachclubbewegung gibt es auf* *Seite 107.*

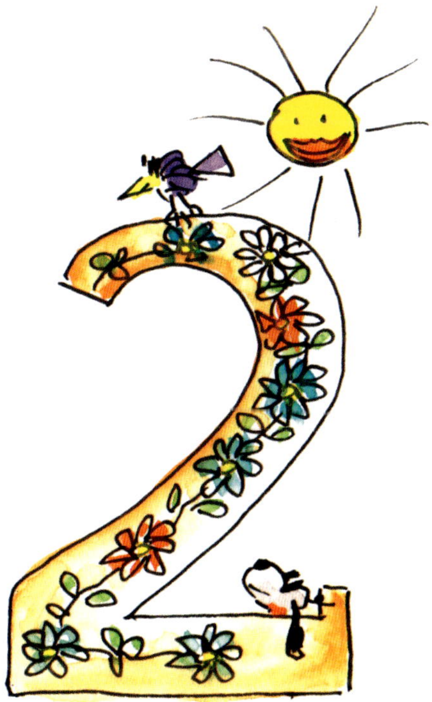

Ein Mönch fragt den anderen, warum er so glücklich sei. Darauf dieser: „Jeden Morgen habe ich die Wahl, glücklich oder unglücklich zu sein. Ich entscheide mich immer, glücklich zu sein“.

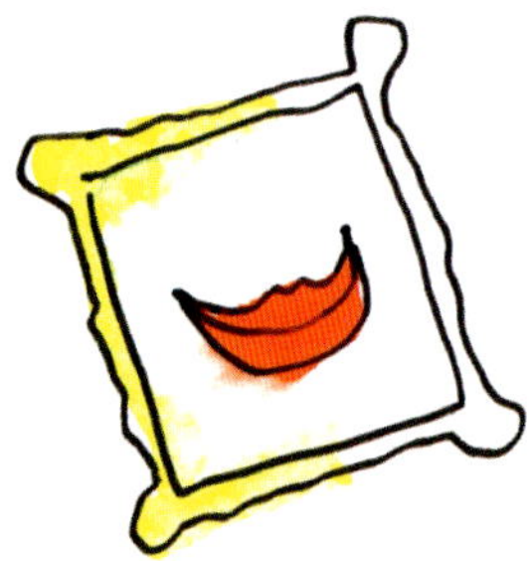

Die Freude ist das Maß aller Dinge

Für den amerikanischen Arzt Dr. Hunter „Patch" Adams gibt es zwei Plattformen im Leben: „the platform of joy" und „the platform of pain" – die Plattform der Freude und die des Leidens. Dr. Adams meint, wir haben jeden Morgen gleich nach dem Aufwachen die Wahl, uns bewusst für die eine oder andere zu entscheiden und damit unserem Tag den gewissen Dreh zu geben.

Mit Freude im Herzen bewältigt man die Herausforderungen im Pflegebereich leichter. Doch wir wissen alle, sich diese Freude im Herzen zu bewahren, ist nicht immer einfach. Wenn wir also auf die Plattform des Leidens geraten, gibt es Tricks, die auf die Plattform der Freude zurückführen. In diesem Kapitel habe ich einige davon, zum Beispiel Rituale, Tipps und Strategien von meinen Seminarteilnehmerinnen und -teilnehmern zusammengestellt.

Die Plattform-Strategie ist ein machtvolles Instrument, wenn wir es konsequent in unser Leben einbinden – täglich und bewusst. Denn: Was du ausstrahlst ziehst du an.

Übrigens: „Patch" Adams weiß, wovon er spricht. Nach einigen Selbstmordversuchen in seiner Jugend hat er für sich die Plattform-Strategie entdeckt und beschlossen, nie wieder einen schlechten Tag im Leben zu haben. Er erkannte, dass Spaß ebenso wichtig ist wie Liebe und Leben. Er injizierte seinen Patientinnen und Patienten schon während des Medizinstudiums ein wenig Ausgelassenheit und Spaß und beobachtete erstaunliche Heilerfolge. Patch Adams widmete sich der Erforschung des glücklichen Lebens.

Folgende Strategien und Rituale wurden vielfach erprobt und helfen, den persönlichen Krafttank zu füllen, um ein Ausbrennen (Burnout) zu vermeiden. Es sind wertvolle Methoden, mit deren Hilfe sich Stress leichter managen und aushalten lässt. Und wenn Sie mal die Kolleginnen und Kollegen auf die Plattform der Freude ziehen wollen, funktionieren diese Strategien natürlich auch. Versuchen Sie's – es lohnt sich.

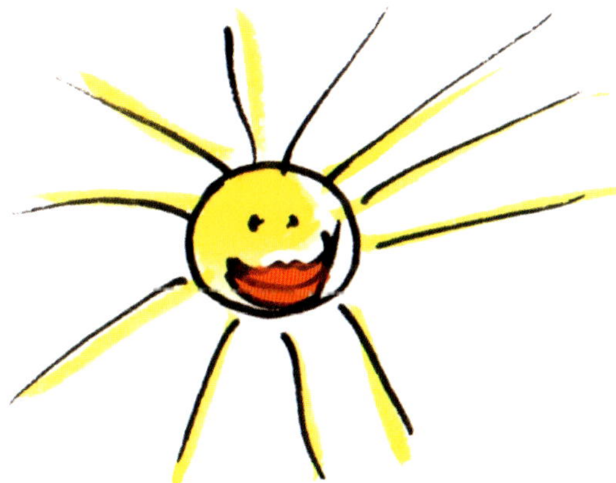

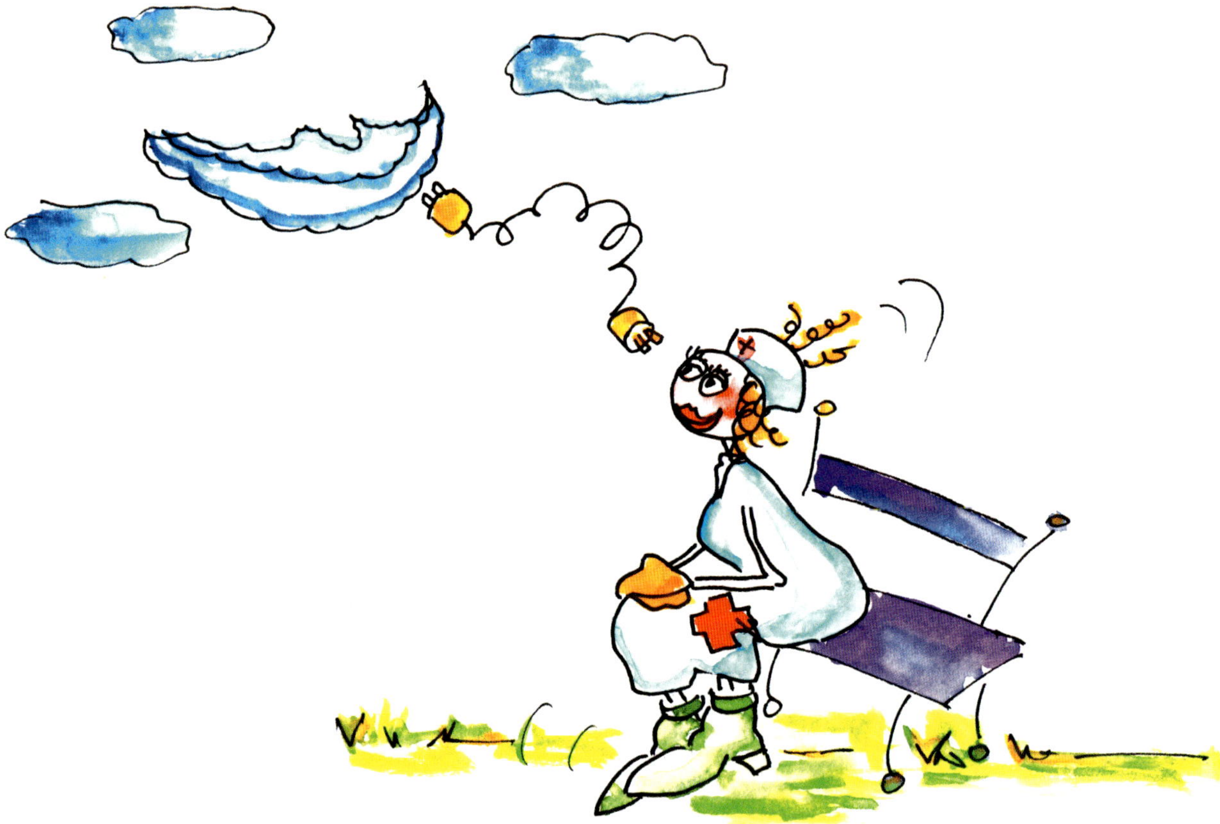

Morgenritual

Schon Großmutter Fröhlich riet, zu bestimmten Tageszeiten Rituale durchzuführen, um sich auf den anstrengenden Tag gut vorzubereiten und um ihn positiv abzuschließen. Die Himmelstankstelle ist ein wirksames Morgenritual. Stellen Sie sich vor, sie sind über ein Kabel mit einer, sagen wir universellen Kraft im Himmel verbunden und tanken Lebensenergie. Genießen Sie den Energieschub und holen Sie bei Bedarf Nachschub während des Tages. Das ist angewandtes Mentaltraining, da man die Energie in der Vorstellung tankt. Wie bei einer Tankstelle, die immer geöffnet ist und der Sprit ist kostenlos.

Ein gutes Ritual, das man mit der Himmelstankstelle verbinden kann, ist das Verwurzeln. Mit einer guten Erdung wirft einen nichts so schnell um – stellen Sie sich einfach für einige Minuten vor, wie ein Baum Wurzeln bis tief in die Erde wachsen zu lassen. Auch ein warmes Bad oder eine Dusche als bewusste äußere und innere Reinigung oder die Vorstellung einer Lichtglocke, die einen schützend umhüllt, sind sehr effektiv. Andere Ideen für ein wirksames Morgenritual sind Körperübungen wie die 5 Tibeter, Yoga oder Qi Gong.

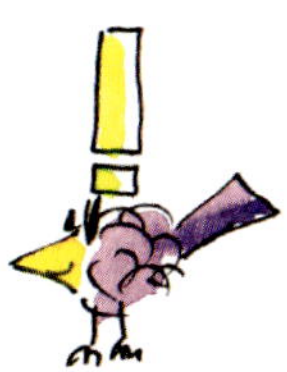

Tipp: *Wenn Sie mehr zu den einzelnen Techniken erfahren wollen: Auf* *Seite 109* *finden Sie eine kleine Auswahl an nützlichen Buchtipps.*

Feierabendritual

Die Rituale gleich nach der Arbeit sind enorm wichtig für die Psychohygiene, also unsere seelische Gesundheitsvorsorge. Vielleicht wollen Sie es so machen wie unser Bruder Köstlich, der mit dem Radl nach Hause strampelt. Mit jedem Tritt lässt er den Arbeitsalltag hinter sich und wird somit frei im Kopf für den Feierabend.
Oder Sie beschließen, auf den Aufzug zu verzichten und Stufe für Stufe alles loszulassen, was Sie nicht im geistigen Gepäck mit nach Hause nehmen wollen.
Eine gute Idee ist auch, die Arbeitskleidung bewusst auszuziehen und mit dieser Handlung alles Belastende „dazulassen", um den Arbeitsalltag abzuschließen und sich auf das Privatleben einzustellen.

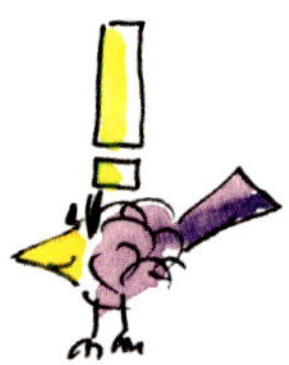

Tipp: *Veranstalten Sie doch mal eine „Kompostrunde": Im Kreis sitzend, sagt jede/-r, was sie/ihn nervt und sie/er kompostieren will und wirft es symbolisch in den vorgestellten Komposteimer. Und dann leeren ihn alle gemeinsam auf den Komposthaufen (so vorhanden) oder in den großen Müllcontainer.*

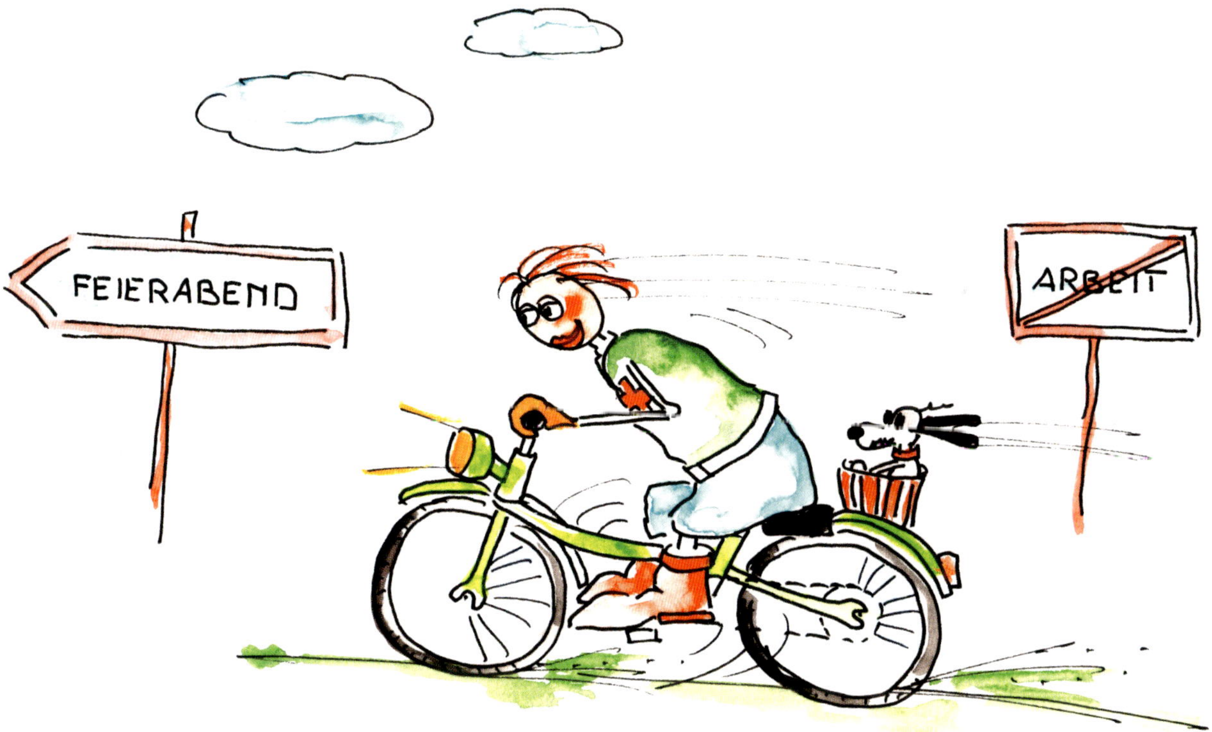
FEIERABEND
ARBEIT

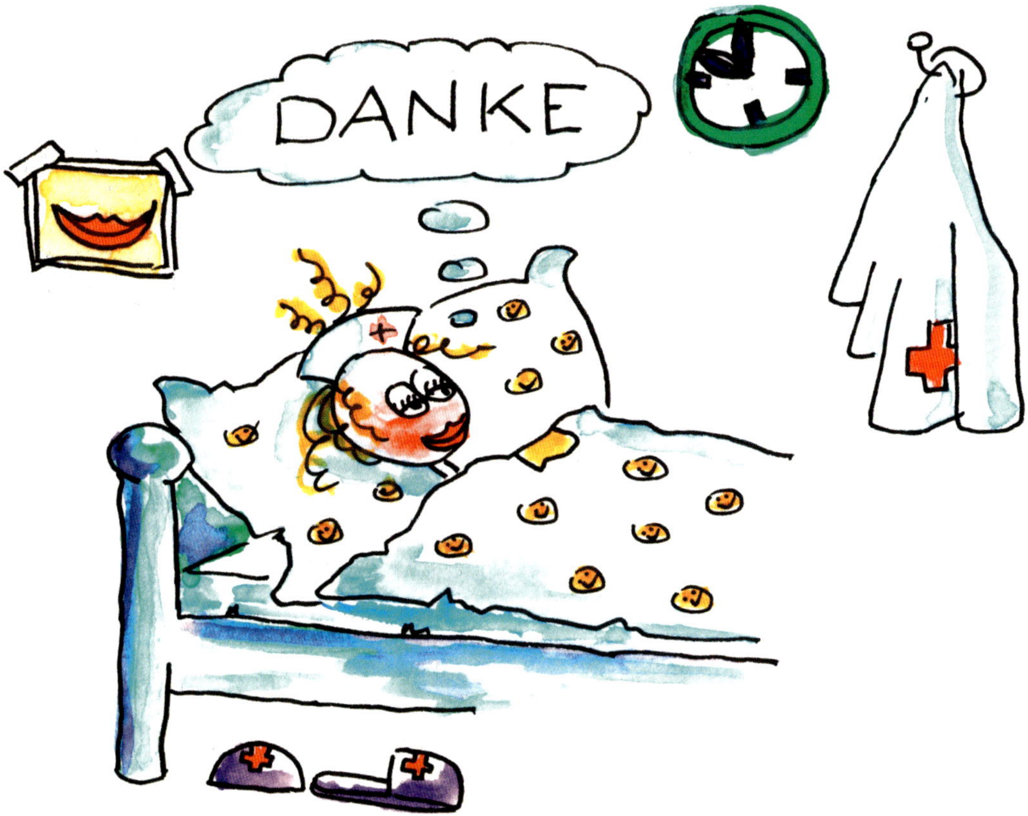
DANKE

Abendritual

Die Zeit der abendlichen Stille nimmt Schwester Fröhlich müde, aber glücklich bewusst wahr, fast fühlt sie sich wie in einer Meditation. Es ist die Zeit, sich selbst im Sosein anzunehmen, mit allen Fehlern und Schwächen. Und es ist die Zeit des Dankens, dem eine große Heilkraft zugesprochen wird. Sie bedankt sich für den Tag und dessen schöne Erlebnisse, Begegnungen oder Gefühle. Dann stellt sie sich auf den nächsten Tag ein und freut sich auf das, was kommt.

Affirmationen: Lesen Sie ein paar inspirierende Worte oder sprechen in Gedanken einen bestärkenden Satz, eine so genannte Affirmation (von affirmare = lateinisch: bestärken). Schreiben und gestalten Sie Ihre eigenen Affirmationskarten.

Beispiele:

Danke für den schönen Tag

Danke, dass die Familienmitglieder gesund sind

Danke, dass die Arbeit so viel Freude macht

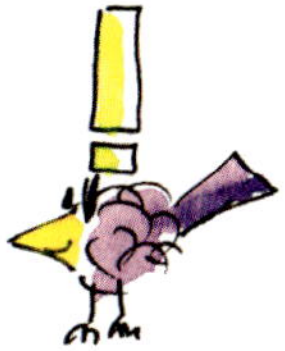

Tipp: *Lesen Sie vor dem Schlafengehen ein paar Seiten aufbauender Literatur, sehen Sie dazu die Literaturtipps auf Seite 110.*

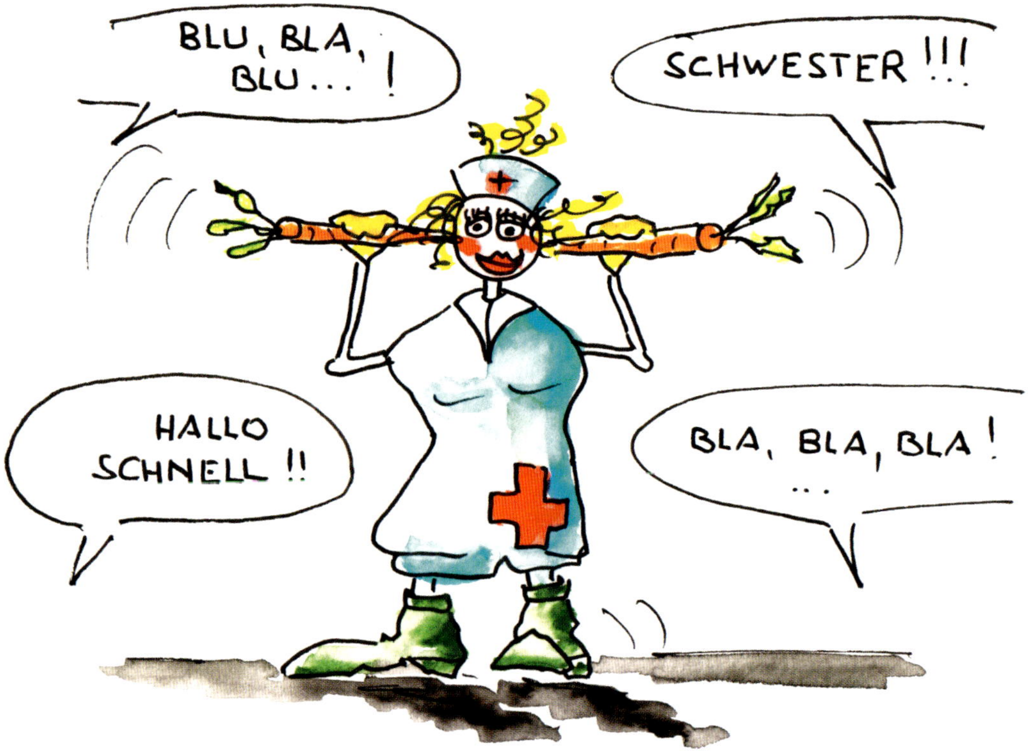
BLU, BLA, BLU... !
SCHWESTER !!!
HALLO SCHNELL !!
BLA, BLA, BLA ! ...

Schluss mit JUS

Abgrenzen:

Eines der wichtigsten Themen für alle, die in betreuenden Berufen arbeiten. Schwester Fröhlich hat in ihrer unbekümmerten Art eine Neuerfindung gegen die altbekannte Krankheit JUS (Jammern Und Sudern) parat. Sie hat auf dem Markt frische Karotten gesehen und die kommen in ihrer Vorstellung zum Einsatz, wenn jemand zu viel jammert. Das Motto ist „Ohrstöpsel rein – Ton raus", denn sie ist der Meinung, dass sie sich nicht alles anhören muss.

Wenn zufällig keine Karotten in der Nähe sind und auf einmal alles zu viel wird, sagt Schwester Fröhlich schon auch mal: "Ich seh's so, und du so."

Weitere erprobte Strategien:

- *Eskalation bahnt sich an: Ortswechsel, Dampf ablassen, Kollegin oder Kollegen schicken*
- *Ein kalter Wasserstrahl, der über die Unterarme läuft, hilft gegen negative Energie und kühlt im wahrsten Sinne des Wortes ab*
- *Beleidigungen ignorieren und klar NEIN sagen, Handgeste "Stopp"*

Der 10-Minuten-Trick

Dieser Trick ist dem amerikanischen Stress Management Zentrum entlehnt: Die beste Methode, um innere Ausgeglichenheit zu bewahren und Stress zu vermeiden, ist das regelmäßige Einbauen gewisser Tätigkeiten in den Alltag. Der springende Punkt dabei: Zehn Minuten genügen – allerdings mehrmals am Tag.

Kombinieren Sie die sechs Übungen nach Herzenslust und vor allem: Just do it!

- » *1. Tief atmen*
- » *2. Nichts tun*
- » *3. Bewegen in der Natur*
- » *4. Herzhaft lachen*
- » *5. An was Schönes denken (Menschen, Orte, Erlebnisse)*
- » *6. Beruhigende Musik hören (CD mit Meditationsmusik)*

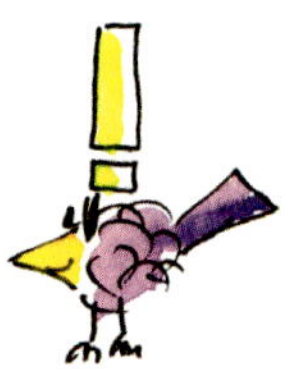

Tipp: *Bruder Köstlich kombiniert die Punkte 1,2,5,6 und hört eine Meditations-CD. Das wirkt wie ein Kurzurlaub! Bezugsmöglichkeit Seite 113.*

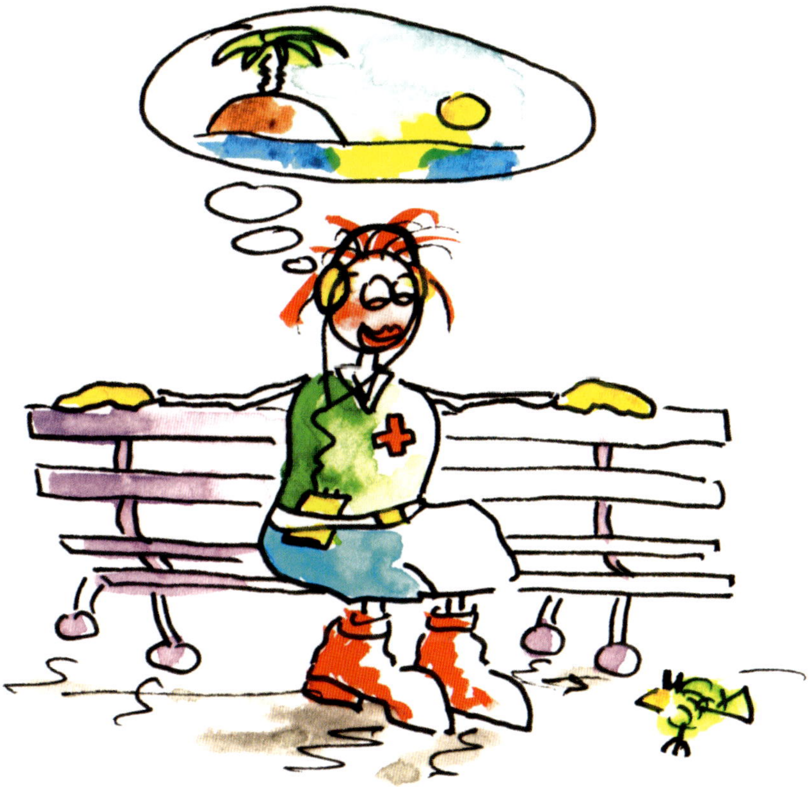

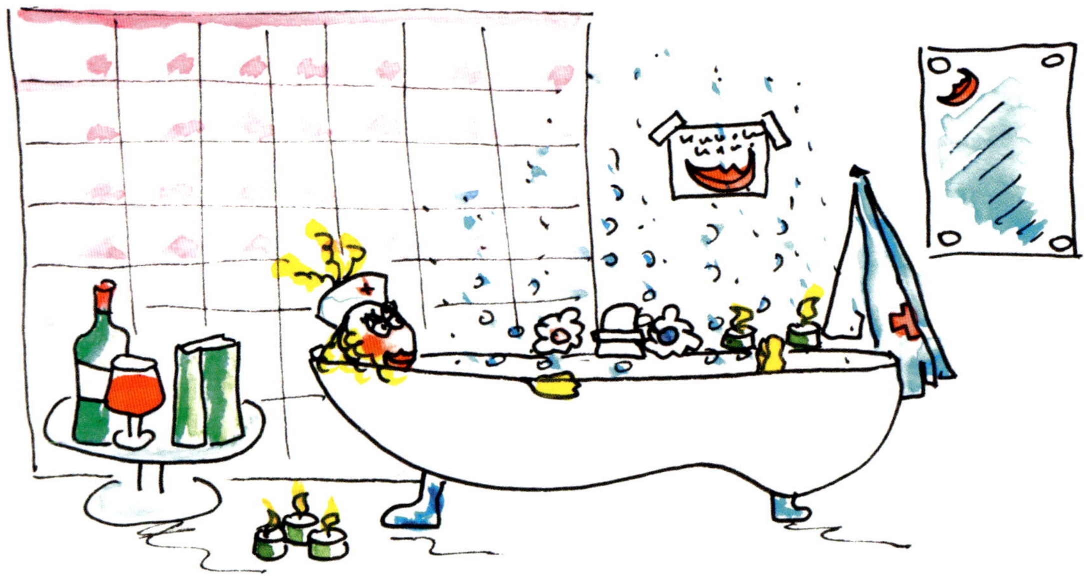

Balsam für die Seele

Das ist ein wohliges Bild. Wir erinnern uns an Großmutter Fröhlich, deren guter Rat für Krisensituationen lautete: Es gibt nichts, was sich nicht mit einem heißem Bad, einem guten Buch und einem Glas Rotwein wieder einrichten ließe.

Der Balsam für die Seele kann auch sein:

» *Körperpflege und Friseur*
» *Entspannung mit Sauna und Dampfbad*
» *Schwimmen im Thermalwasser*
» *Genussvolles Essen und Trinken (Teezeremonie)*
» *Faulenzen und ein Nickerchen*

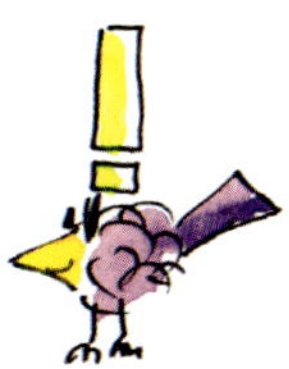

Tipp: *Gestalten Sie einen freien Tag zuhause ganz bewusst als Balsam-Urlaubstag: Kombinieren Sie die obigen Ideen – wichtig ist, auf den Balsam-Aspekt zu achten.*

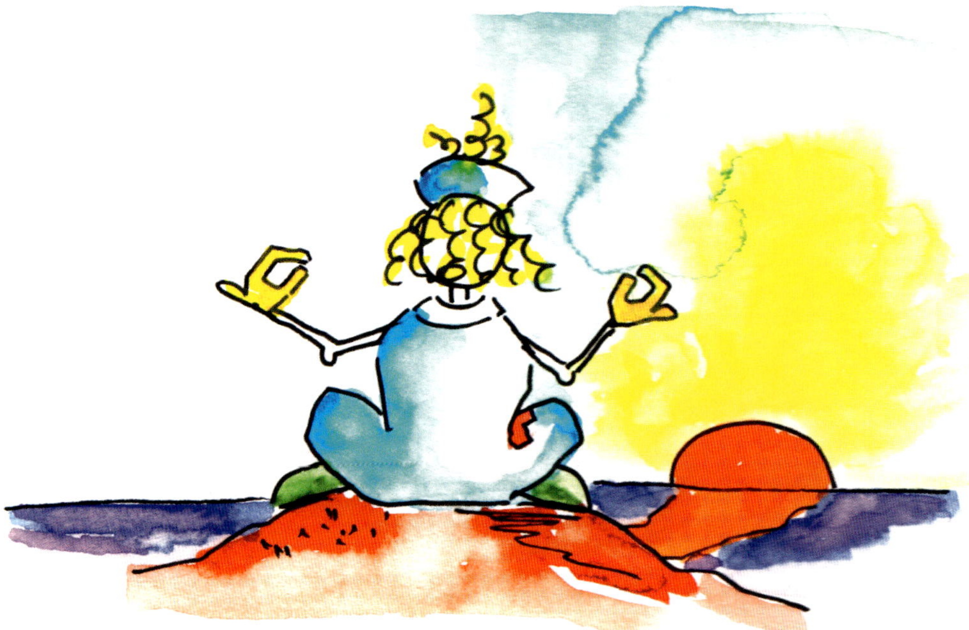

Die Kraft des Augenblicks

Die Konzentration auf das Hier und Jetzt ist ein sehr heilsames Vorgehen, denn im absoluten Moment gibt es keine Sorgen. Stille Rituale helfen, zur Ruhe zu kommen. Schwester Fröhlich hilft dabei zum Beispiel der Lotussitz und das Betrachten eines Sonnenuntergangs.

Andere stille Rituale:

- *Zwiesprache mit Gott oder Schutzengeln*
- *Absolutes Nichtstun und Nichtsdenken*
- *Sich an überwundene Lebenskrisen erinnern und daraus Kraft schöpfen*
- *Die Aura (die Ausstrahlung) reinigen und klären: positive Gedanken einatmen und in Organe lächeln*
- *Selbstbewusstsein stärken: aufrecht sitzen und auf die Körpermitte konzentrieren*

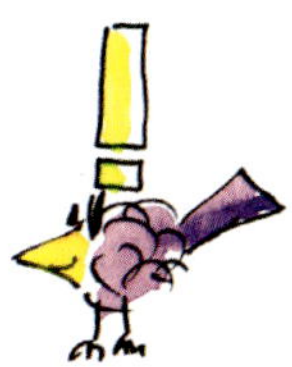

Tipp: *Finden Sie den idealen Ort für Ihre kraftvollen Augenblicke. Hilfreich ist eine CD mit geführter Meditation.*

Im Reich der Sinne

Eine fantastische Übung, um Freude zu pflegen oder sie wiederzubeleben, ist das sinnliche Erleben.

Schwester Fröhlich schärft ihre Sinne mithilfe der Natur:

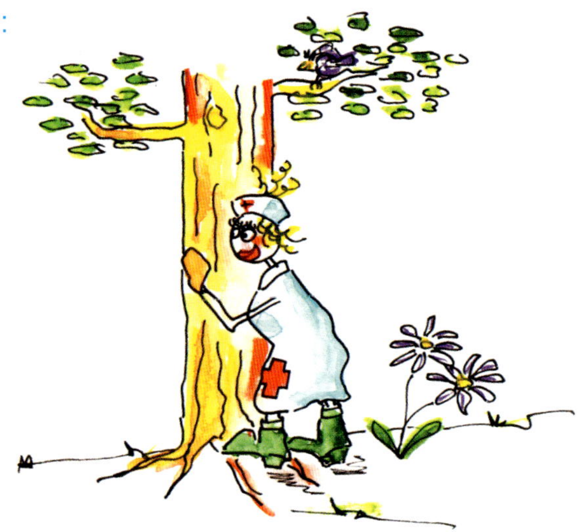

» *riechen – frische Küchenkräuter oder Blumen*
» *fühlen – einen Baum umarmen*
» *schmecken – einen frischen Apfel*
» *hören – das Vogelzwitschern in der Früh*
» *sehen – einen Sonnenaufgang*

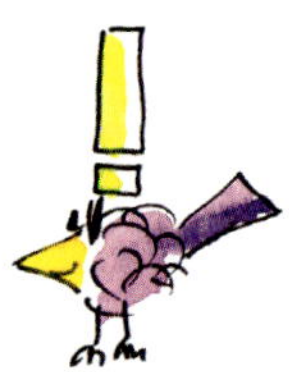

Tipp: *Die perfekte 5-Sinne-Übung ist das Kochen: Alle Sinne sind beteiligt. Wie wäre es mit einem Kochkurs in den nächsten Ferien oder gemeinsames Kochen mit Freundinnen und Freunden am Wochenende?*

Joy-Training

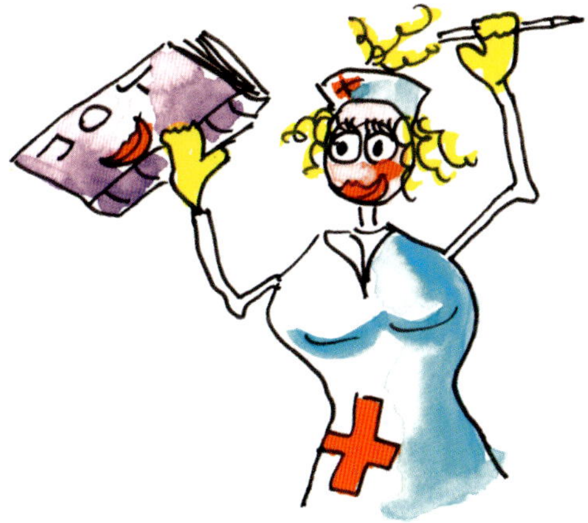

Schwester Fröhlich trainiert täglich. Ihr Joy-Training ist einfach – und es hat eine tolle Wirkung. Sie nimmt sich jeden Tag etwas zum Freuen vor und tut es.

Ideen für ein Freude-Training:

» *Genießen Sie die Vorfreude auf den Feierabend*
» *Konzentrieren Sie sich auf aufrechte Körperhaltung*
» *Trainieren Sie, alles mit freudiger Grundhaltung zu tun*
» *Seien Sie offen für die kleinen Freuden des Alltags*

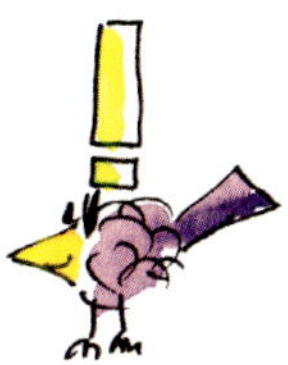

Tipp: *Erstellen Sie Ihre eigene Freude-Liste, kaufen Sie ein schönes Buch und schreiben Sie täglich Ihre Freuden hinein.*

Besentanz

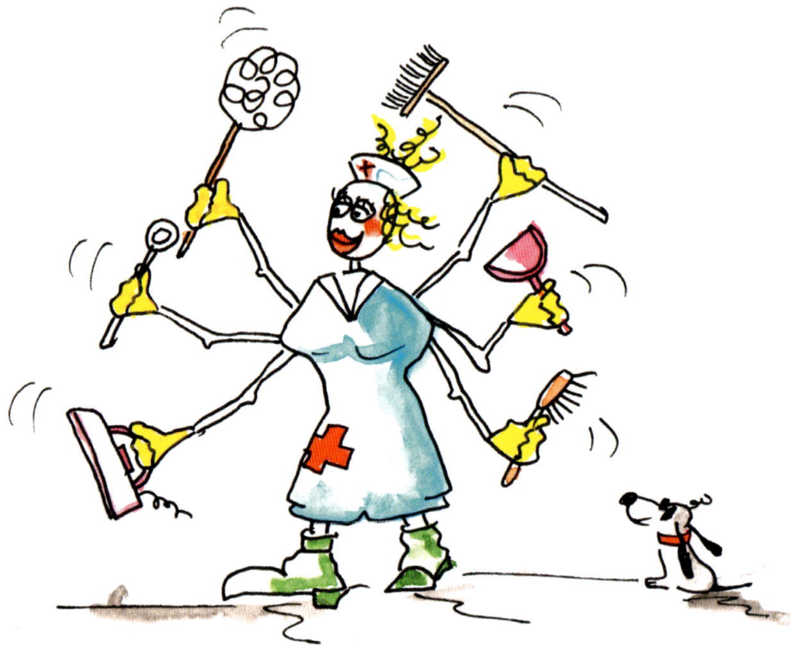

Schwester Fröhlich hat eine nützliche Beschäftigungstherapie gefunden: Sie macht wieder einmal gründlich sauber. Der Reinigungsprozess führt zu innerer und äußerer Klarheit. Die einfache Tätigkeit erdet, lenkt ab von momentanen Problemen und sauber wird die Wohnung auch noch so nebenbei.

Apropos: Zen-Buddhisten nutzen alltägliches Tun zur Bewusstseinsbildung.

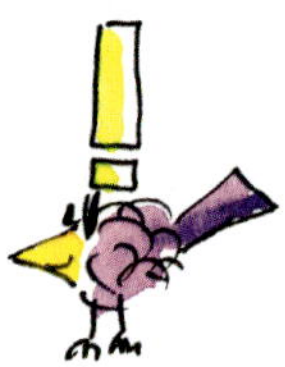

Tipp: *Falls Sie kein Putzfan sind, probieren Sie es mit Aufgaben oder Projekten, bei denen Sie sich nützlich fühlen können: Lernen Sie zum Beispiel nähen oder stricken Sie Socken für Freundinnen und Freunde zum Geburtstag.*

Lass den Hund raus

Schwester Fröhlich nutzt das „Gassi gehen“ auf ihre Weise. Sie kann überschüssige Energien oder Aggressionen abbauen, ihren täglichen Sport absolvieren und ist an der frischen Luft.

Was tun, wenn Sie Ihren Ausgleich brauchen, aber keinen Hund haben?

» *Lass den Ton raus: weinen, laut und falsch singen, schreien – zum Beispiel im Auto*
» *Trampeln und springen*
» *Auf Polster oder auf Brustbein trommeln und UAAAAAAAAA schreien - vorher die Fenster schließen!* ☺
» *Joggen mit guten Freundinnen und Freunden und dabei plaudern*

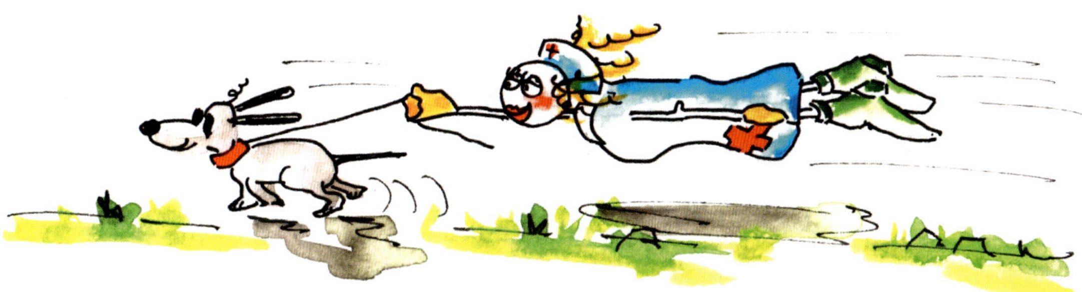

Olé!

Wenn es Schwester Fröhlich nicht so gut geht, erinnert sie sich an die Berichte ihrer Großmutter. Als diese jung war, gab es noch keine Fernseher und Computerspiele. Die Zeit verging trotzdem wie im Flug, nämlich mit lesen, tanzen, Theater spielen, basteln, malen, dichten, neue Sprachen lernen. Schwester Fröhlich sperrt den Computer weg und belegt einen Spanischkurs – Olé!

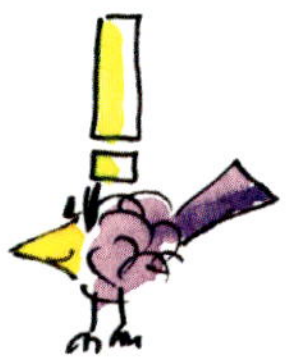

Tipp: *Wie wäre es mit einem Theater-Abo oder einem Abendkurs an der Volkshochschule?*

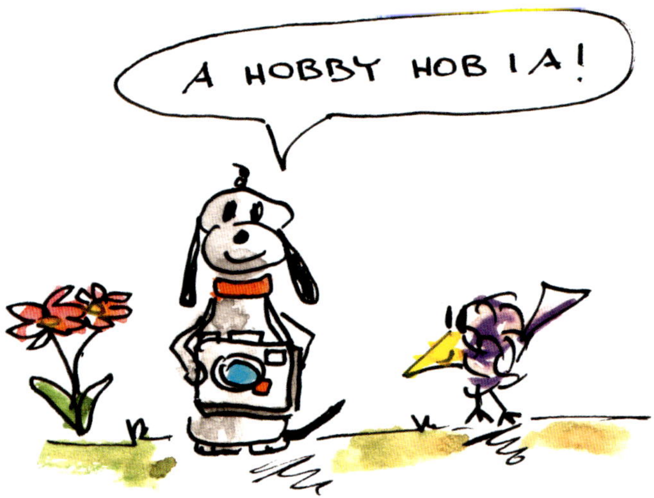

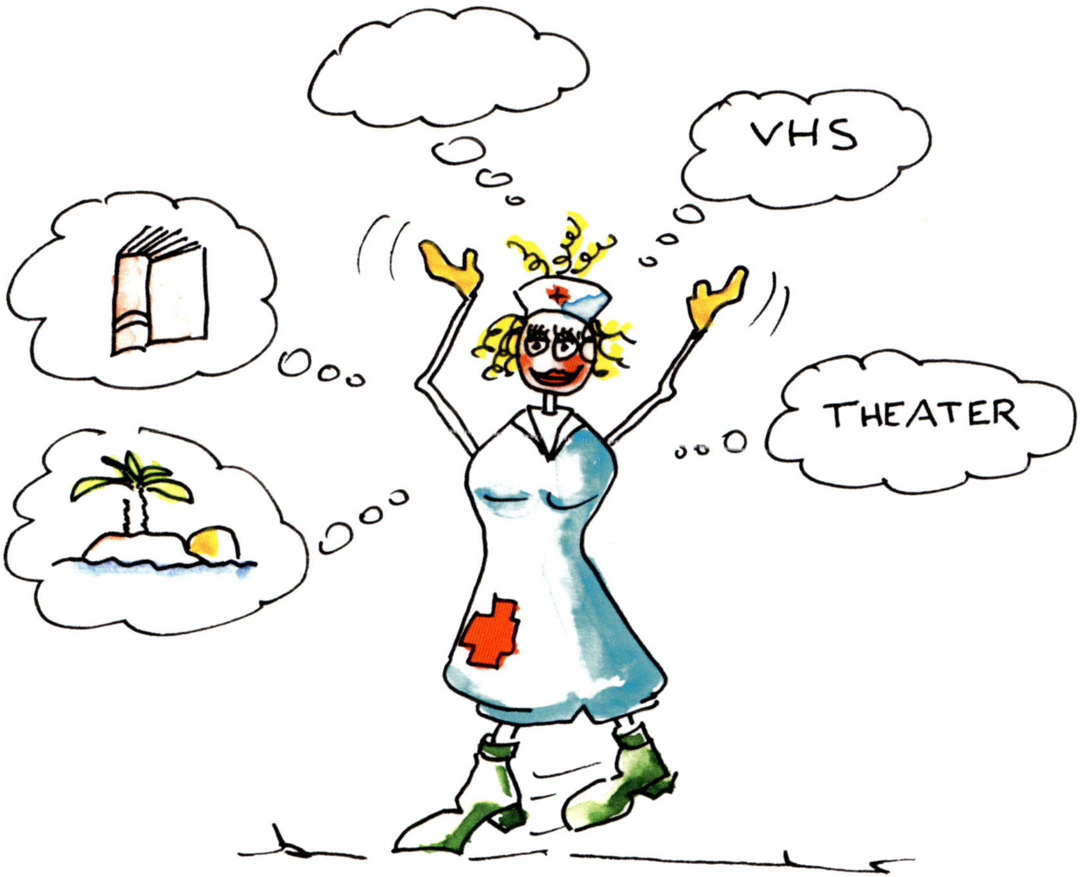
VHS
THEATER

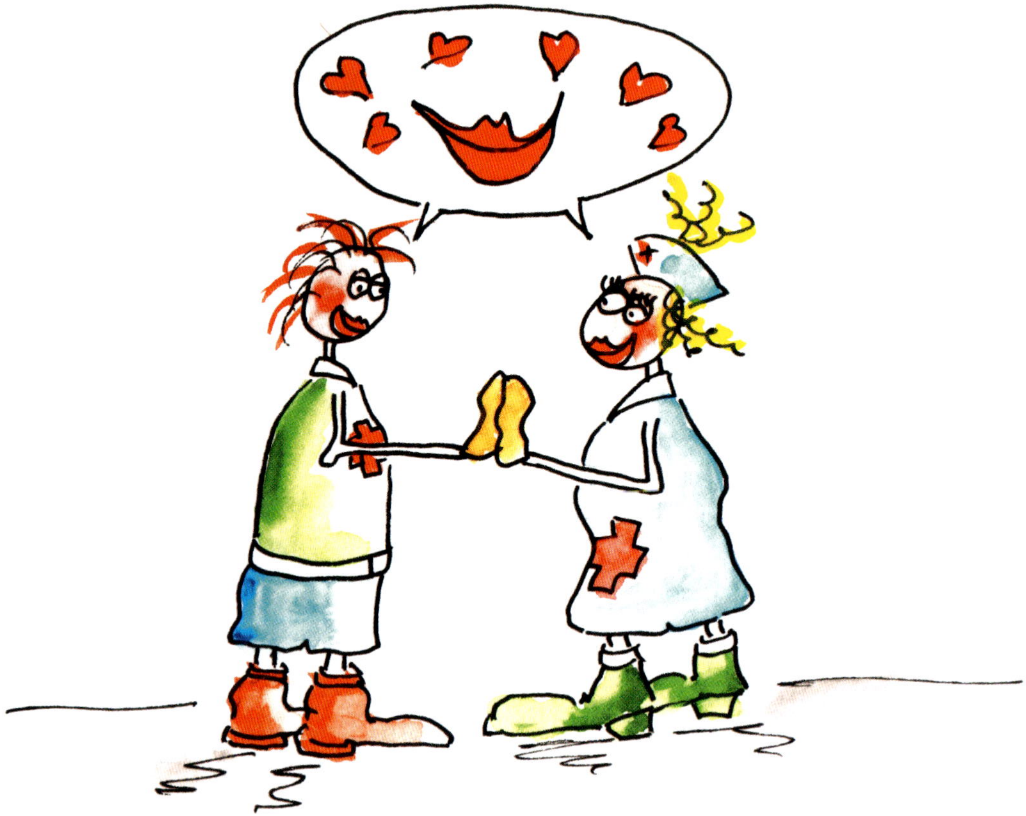

Geteilte Freude = Freude²

Bruder Köstlich und Schwester Fröhlich bringen mehr Freude in ihr eigenes Leben, indem sie anderen Menschen Freude bereiten.

Einige Tipps:

» *Lob und Anerkennung auch für kleine Schritte aussprechen*
» *Private Aktivitäten mit Kolleginnen und Kollegen: reden über Hobbys, Kegeln gehen*
» *Suchen Sie Personen, die auf der Plattform der Freude sind*
» *Zuhören und nachfragen*
» *Ansprechen von offensichtlichen Problemen*
» *Aufbauende E-Mails und lustige Bilder versenden*
» *Sich selbst und dem anderen gut zureden und Ängste abbauen helfen*
» *Trösten und Hoffnung geben*
» *Fröhlich begrüßen: Guten Morgen, Schwester Bella, heute ist ein schöner Tag!*

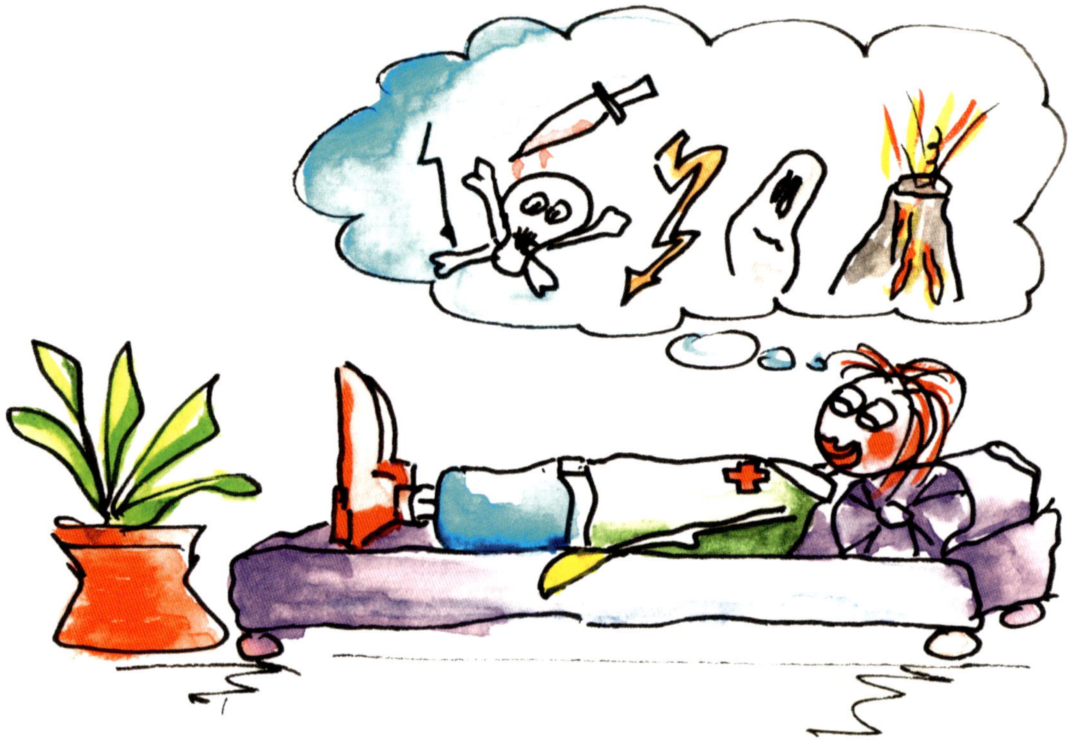

Couchgeflüster

Falls alle Strategien einmal nichts nützen, nimmt Bruder Köstlich psychologische Hilfe an. Denn er ist der Meinung: „Wenn ich Zahnweh habe, dann geh ich ja auch zum Zahnarzt." Bruder Köstlich spricht sich bei einem Supervisor seine Sorgen von der Seele. Diese regelmäßige Aussprache tut ihm sehr gut.

Bei großem Ärger kommt die Vulkanübung zum Einsatz: Bruder Köstlich stellt sich einen Vulkan vor, aus dem auf Knopfdruck alles „Störende" fliegt. Manchmal wundert er sich schon, was und vor allem wer da in die Luft steigt!

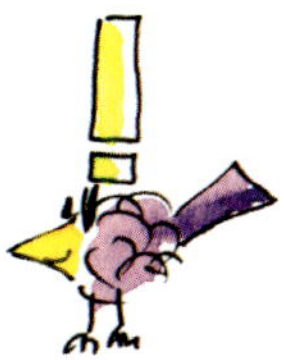

Tipp: *Beim Weg aus der Krise können auch Gesprächs-, Gestalt-, Kunst- oder Tanztherapie helfen. Mehr Infos zum Thema auf Seite 112.*

Bleib auf dem Boden

Schwester Fröhlich hat kürzlich eine Fußwallfahrt unternommen und war beeindruckt von der Wirkung. Eine lange Wanderung bietet alles, was man braucht, um Loslassen, Zulassen und Einlassen zu trainieren: Das Loslassen von gewohnten Strukturen, ein Zulassen von ungeplanten Vorkommnissen und ein Einlassen auf die jeweiligen Situationen, also ein echtes Gelassenheitstraining. Es geht um das Hier und Jetzt: Wo bekommt man Essen und Trinken? Wo übernachten und wie wird das Wetter? Und zu alledem bewegt man sich fast immer auf echter Erde. Ein nicht zu unterschätzender Kraftspender im sonst so betonierten Alltag. Halten Sie immer wieder inne und nehmen Sie bestimmte Themen ins Bewusstsein, die Sie in diesen Tagen der Wallfahrt angehen wollen.

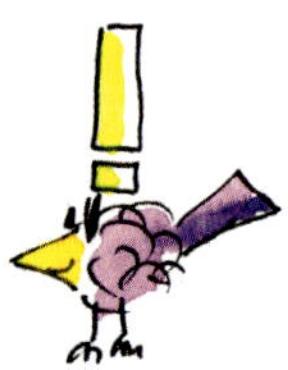

Tipp: *Es muss nicht immer gleich der Jakobsweg nach Santiago de Compostela sein. In Österreich gibt es einige sehr schöne Wallfahrtsorte, siehe* *Tipps auf Seite 113.*

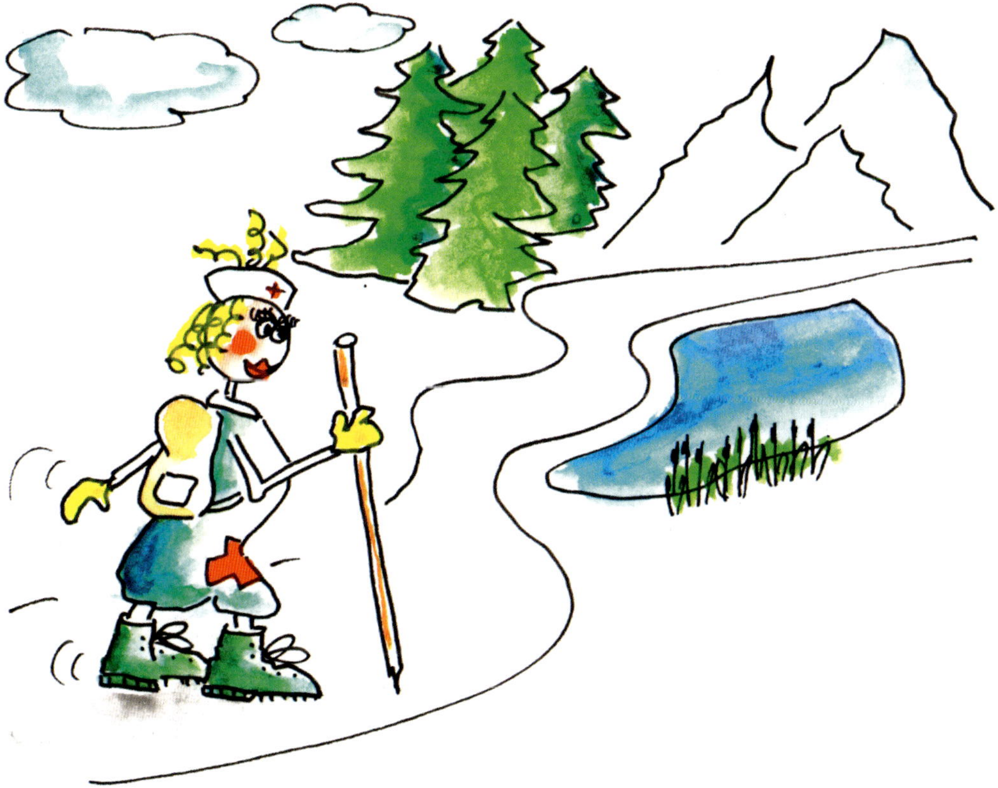

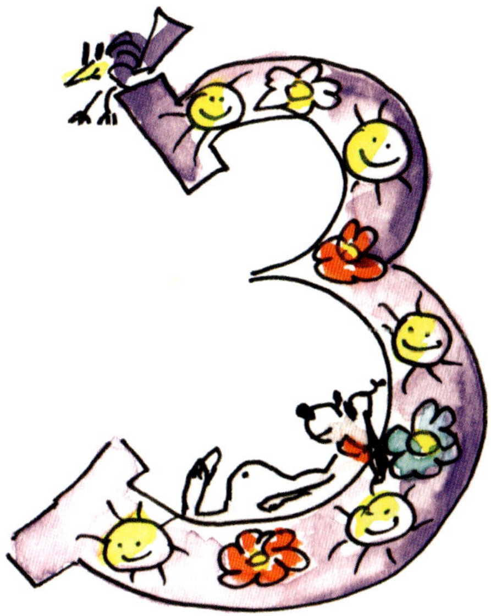

Nimm dir Zeit zu lachen - das ist Musik für die Seele.

(Irischer Segensspruch)

Hier geht es um die humorvolle Pflege

Fragen wir 100.000 Pflegepersonen, wie sie Humor einsetzen, hören wir 100.000 Antworten. Na gut, nicht ganz, aber Sie wissen schon, was ich meine.

Am wichtigsten ist es, und das bestätigen alle 100.000 (die wir natürlich nicht alle offiziell befragt haben, ich gebe es zu), ein gewisses Fingerspitzengefühl zu haben. Ein Wahrnehmen, wie die zu betreuende Person heute „drauf ist“, ein Stimmungs-Check sozusagen. Bei vielen geht das intuitiv. Die Menschen zu lieben und ohne Vorurteil und Wertung auf sie zuzugehen, hilft. Liebe Leserinnen und Leser, jetzt höre ich Sie schon aufstöhnen, wie kann ich Herrn/Frau Sowieso denn lieben, der/die mich nur nervt und beschimpft. Da sage ich: Jetzt kommt Ihr persönlicher Humor-Handwerkskoffer zum Einsatz. Darin haben Sie Ihre persönlichen Humor-Strategien, mit denen Sie heitere Ausgeglichenheit bewahren und zugleich diesen „nervigen Herrschaften“ Kontra geben, nämlich humorvoll. Natürlich müssen Sie sich nicht alles gefallen lassen. Sie wissen ja viel besser als ich, dass sich die zu Betreuenden oft in „einer anderen Welt“ befinden. Nehmen Sie Ihr Gegenüber ernst, sind Sie wertschätzend und gehen Sie auf den „Humorstand“ des Einzelnen ein, dann sind Sie auf dem besten Weg, ein erfolgreicher Pflegehumorist zu werden.

Beachten Sie bitte: Humor braucht Mut und Zeit. Mut ist der stärkste Verbündete des Humors: den Mut aufzubringen, sich nicht „tierisch ernst" zu nehmen, über sich lachen zu können und auch mal Nonsens zulassen zu können. Der Zeitfaktor bestimmt den Humor in vieler Hinsicht. Nehmen Sie sich Zeit – zum aktiven Zuhören, Hinschauen und Verstehen. Und dann brauchen Sie noch Zeit, um die entsprechenden Humorideen zu entwickeln. Auf alle Fälle ist es immer eine gute Idee, sich zu fragen: „Wen bringe ich heute zum Lachen?" „Wie könnte ich heute von Schmerzen ablenken?"

Krankheit und Alter vertragen sich durchaus mit Humor und Heiterkeit. Kleine Manöver machen nicht nur den betreuten Personen und ihren Betreuerinnen und Betreuern Spaß, sondern erheitern auch die Angehörigen.

Schauen wir mal, was unsere beiden Protagonisten in ihrem Humor-Handwerkskoffer gesammelt haben:

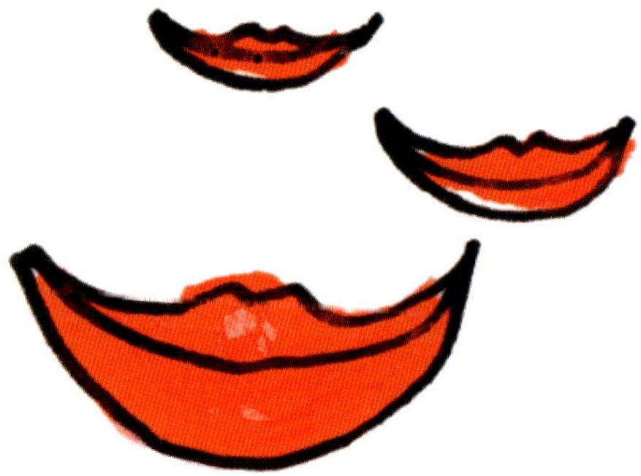

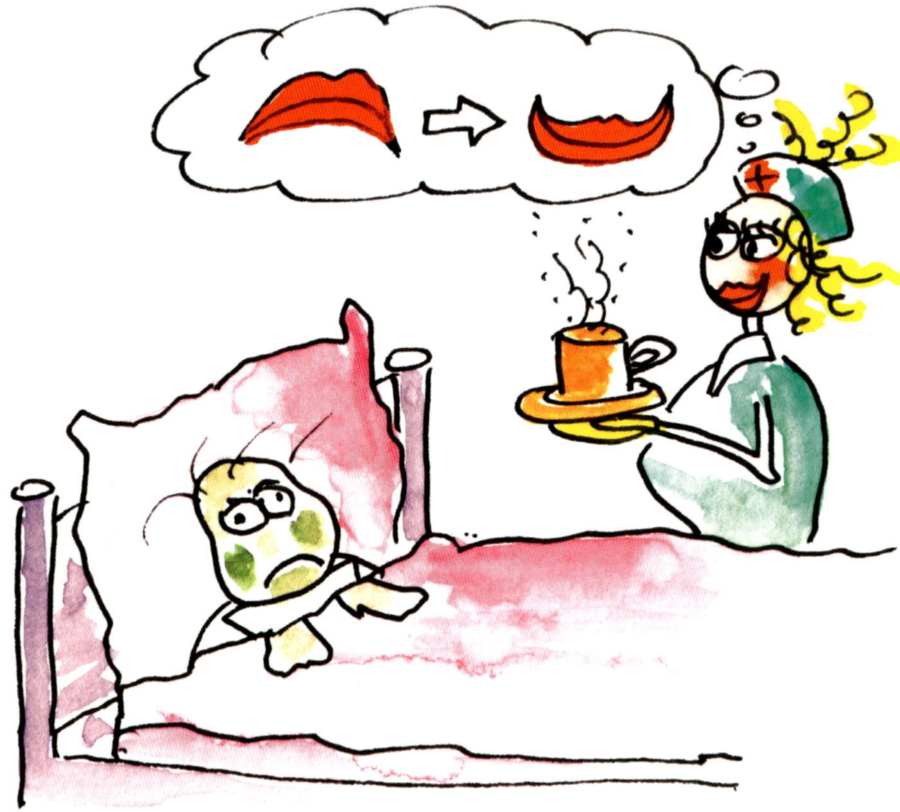

Der Mann, der niemals lachte

Schwester Fröhlichs Schützling trägt ein schweres Schicksal und lässt das ab und zu seine Umwelt spüren. Heute will sie den alten Griesgram zum Lachen bringen. Dabei hilft ihr, dass sie an den Erfolg ihres Humorangriffs felsenfest glaubt. Die Nebenwirkung ihres Experiments: Auch sie selbst wird zum Schmunzelmonster.

Hier die exklusiven Griesgram-Humorangriff-Strategien von Schwester Fröhlich:

» *1. Die Idee zum Lächeln*

» *2. Daran glauben, dass es möglich ist*

» *3. Ehrlich lächeln und die Person freundlich mit dem Namen begrüßen*

» *4. Aufmerksam sein und alle Zeichen beachten*

» *5. Humorhoffnung „Es gibt immer etwas, worüber ich lachen kann."*

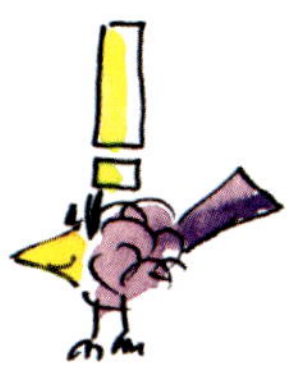

Tipp: *Starten Sie Ihren Dienst mit dem Gedankenexperiment: „Lächeln ist Teil meines Jobs, denn auch dafür werde ich bezahlt."*

Farbe ist Trumpf

Clowndoktoren machen ihre Visite prinzipiell in verrückter Kleidung. „Was die können, kann ich auch", denkt sich Schwester Fröhlich und putzt ihr Outfit auf. In ihrem Style-Koffer hat sie farbenfrohe Zehensocken, lustige Anstecker, eine bunte Haarspange und ein getupftes Ansteckttuch. Wenn die Regeln etwas anderes wünschen, dann gibt es immer noch das bunte Drunter: Genießen Sie bei der Chefvisite ihre kleine geheime Revolution in orange-gelbgepunkteter Unterwäsche.

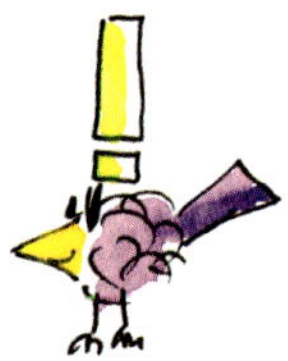

Tipp: *Studieren Sie die Wirkung der Farben.*

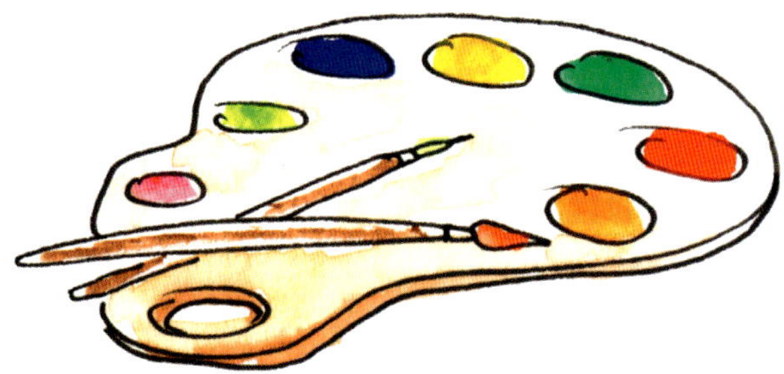

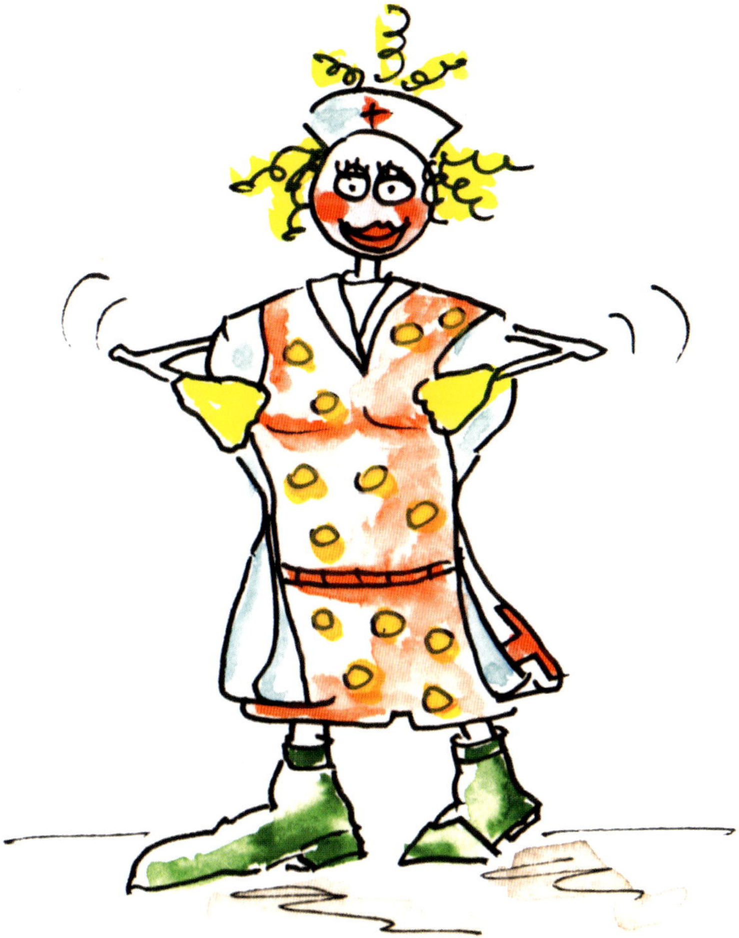

Achtung Bettpfannen!

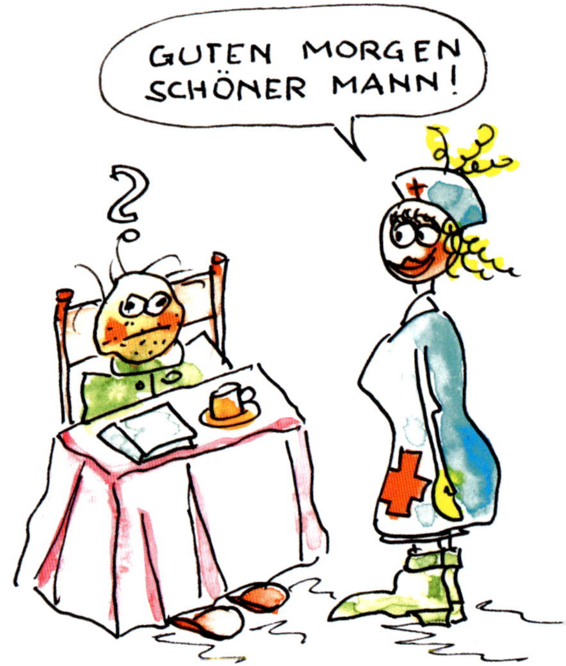

Man kann zu Betreuende auch mit Provokationen entweder zum Lachen bringen oder sie reagieren ganz anders und werfen mit Bettpfannen nach ihren Pflegerinnen und Pflegern. Wenn „Herr Griesgram" in der Früh mit den Worten „Guten Morgen, schöner Mann" begrüßt wird, tritt zu 99 % der 1. oder 2. Fall ein. ☺

Die Reaktionen sind unterschiedlich. Auf alle Fälle bewirkt eine Provokation Ablenkung.

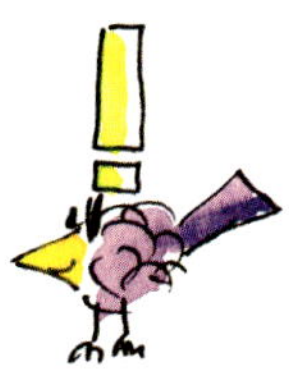

Tipp: *Wortspiele einsetzen, Komplimente machen, ein Liedchen pfeifen, Witze oder Sprüche und lustige Zitate vorlesen. Das berühmte „Schmähführen" lässt sich trainieren,* *siehe Seite 106.*

Die Indianer kommen

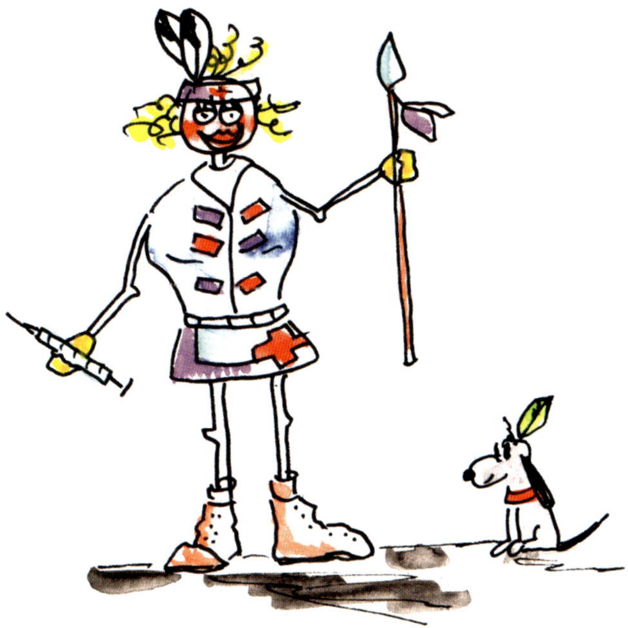

Spiele bringen Abwechslung in den Pflegealltag, aktivieren die Motorik und machen Riesenspaß. Vielleicht wählen Sie kreative Spiele, wie unsere Protagonistin. Sie tritt dem Stamm der Haus-A-Patschen bei und inszeniert einen Angriff. Und das nicht nur am Faschingsdienstag.

Häuptling Fröhlich empfiehlt auch Kartenspiele, Memory, Würfeln, Mensch ärgere Dich nicht oder Fantasie-Reisen.

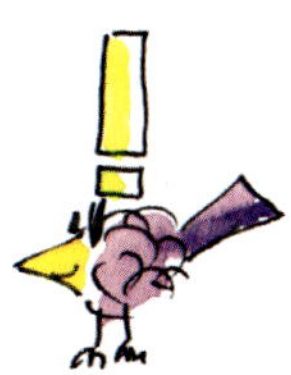

Tipp: *Fragen Sie mal nach Spiel-Wünschen Ihrer Schützlinge – Sie werden staunen!*

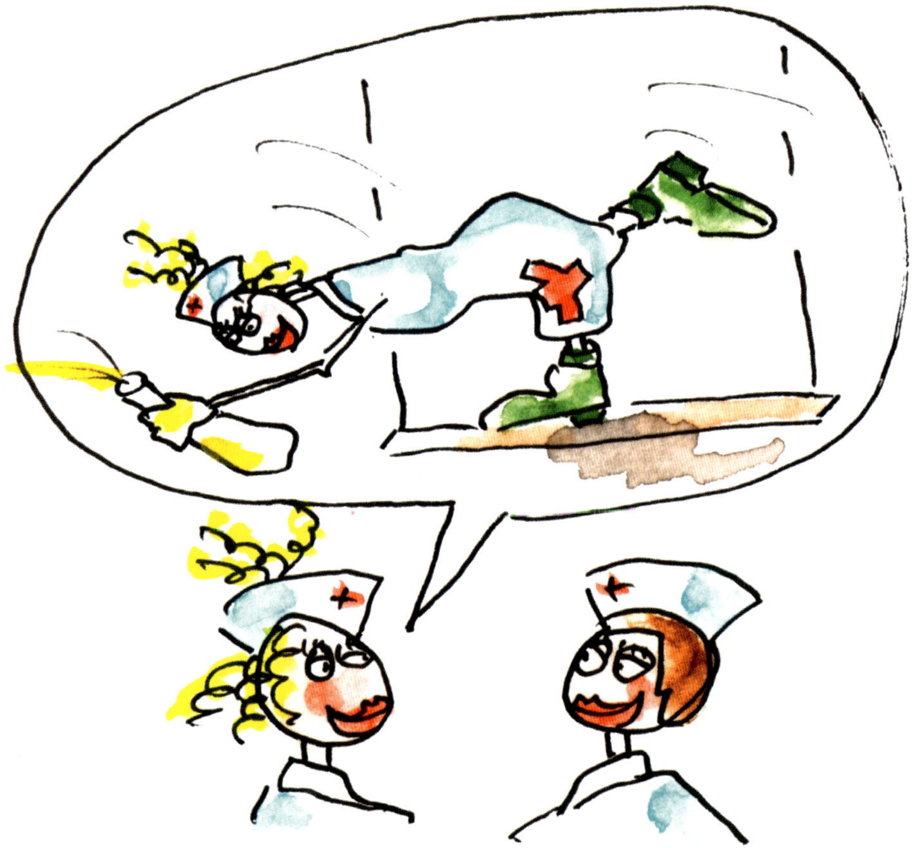

Das ist mir jetzt peinlich

Im pflegerischen Alltag kommt es immer wieder zu peinlichen oder unangenehmen Situationen. Schwester Fröhlich setzt dann ihre „schärfste Entschärfungs-Waffe" ein: Sie erzählt gleich eigene Hoppalas und mit dem gemeinsamen Lachen löst sich die Spannung. Zugleich animiert sie ihre Schützlinge, ihren eigenen kleinen Peinlichkeiten und Fehlern mit einem Schmunzeln zu begegnen.

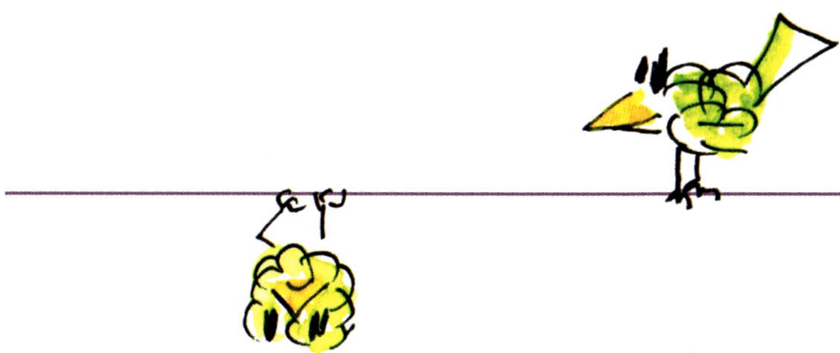

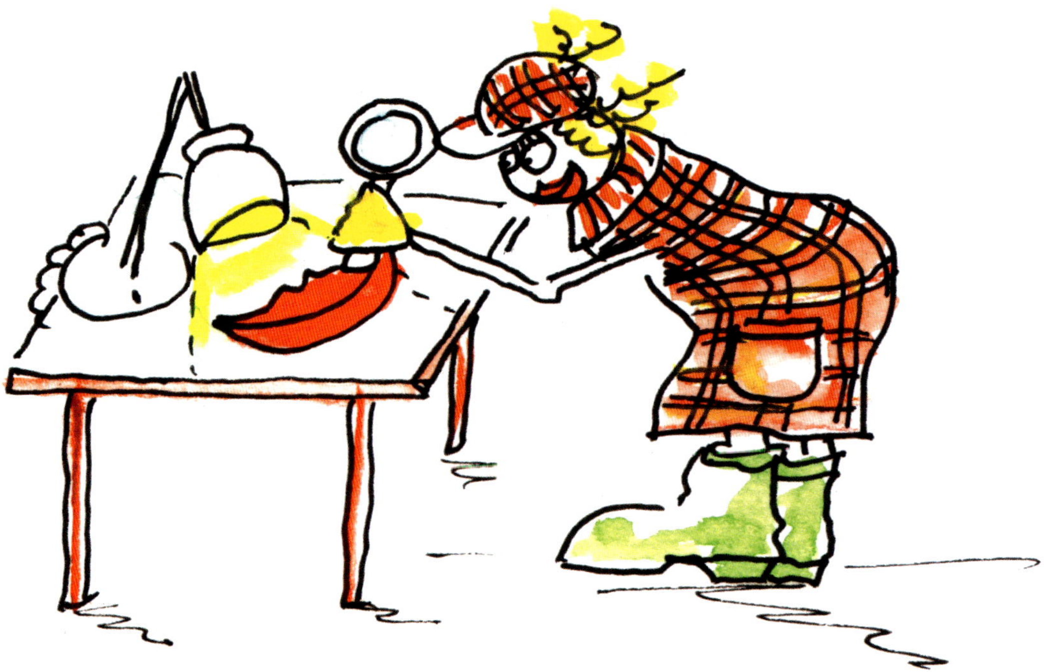

Humor-Verhör

Beim großen Humor-Verhör wollen unsere Protagonisten schlicht und ergreifend wissen, was ihren Schützlingen zum Thema Humor einfällt.

Hier ein Auszug aus dem Fragenkatalog, der an Biografiearbeit erinnert:

» *Wer ist Ihr Lieblingsclown?*
» *Wie heißen Ihre Lieblingsschauspielerinnen oder -schauspieler?*
» *Wer hat früher am meisten gelacht?*
» *Gab es Streiche in der Schulzeit?*
» *Worüber wird am meisten gelacht?*
» *Wer hat das schönste Lächeln?*

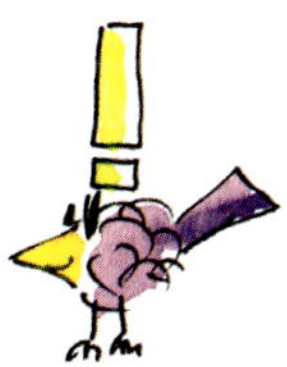

Tipp: *Die Fragen rufen oft lustige Erinnerungen hervor und lang verdeckte Humorquellen können wieder sprudeln.*

Lesestunde

Eine Idee von Bruder Köstlich: Er erinnert sich gerne an seine Kindheit und die gemütlichen Vorleseabende mit seinem Großvater. Er denkt sich: „Was mir Freude bereitet hat, könnte auch anderen gefallen." Siehe da – seine Erzählungen, vor allem von Haustieren, und seine Geschichten aus dem Alltag hören alle gern. Das lenkt ab und entführt für kurze Zeit in andere Welten.

Auch ein Gedicht, selbst kreiert oder den alten Meistern entlehnt, kommt sehr gut an.

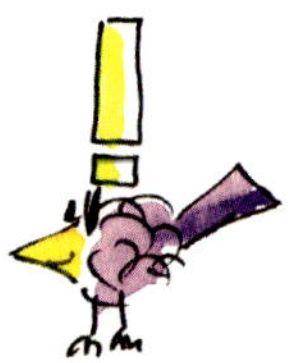

Tipp: *Animieren Sie Ihre Schützlinge, selbst ein Gedicht aufzusagen. Ideen für Geschichten finden Sie in Buchgeschäften oder auf Seite 106 und 111.*

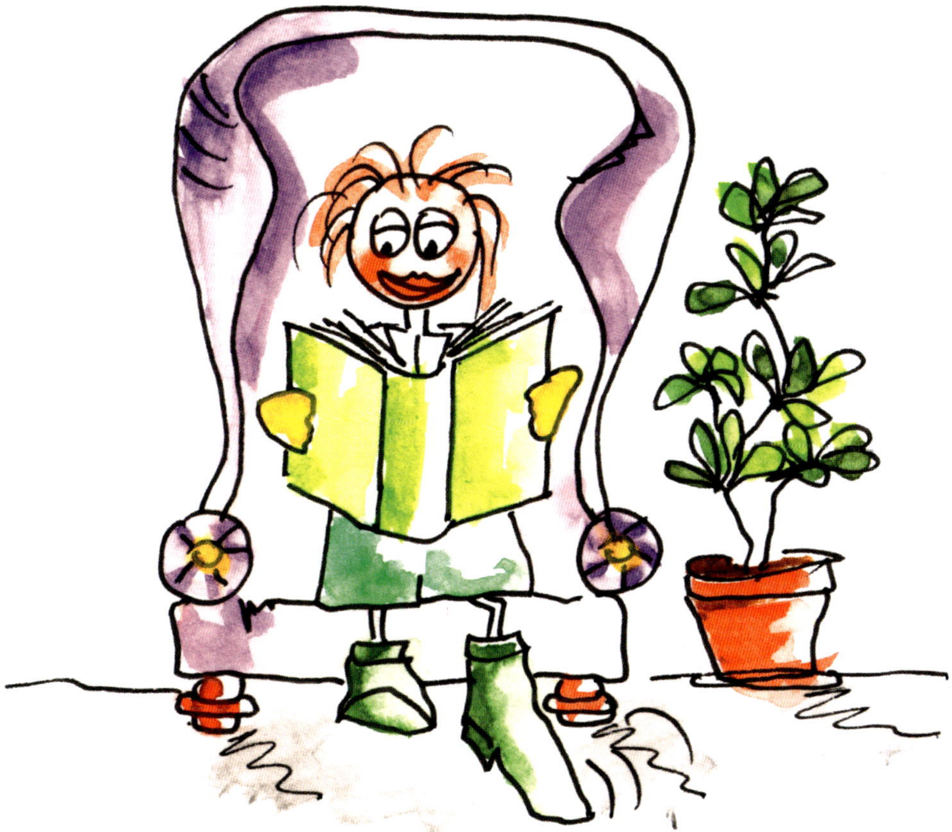

Hitparade

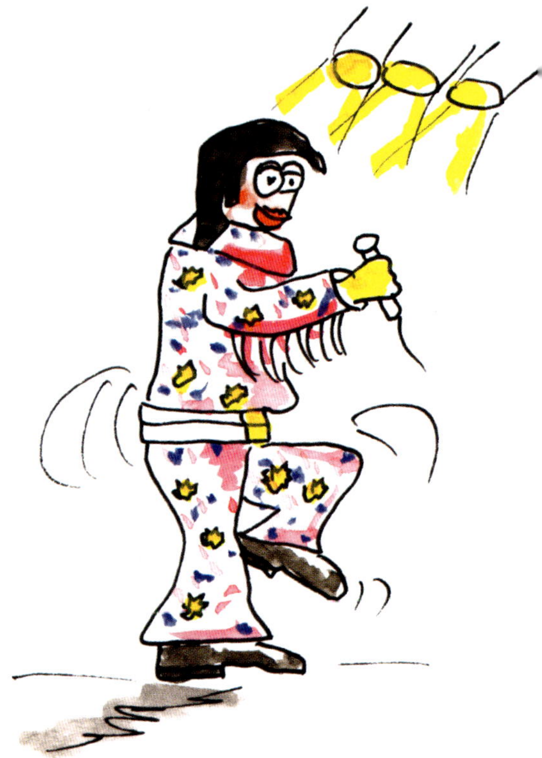

Wenn unsere Helden keine andere pfiffige Humoridee haben, dann greifen sie zur Musik. Es ist wie ein Zauber, denn sobald eine altbekannte Melodie erklingt, erhellt sich die Stimmung, die Anwesenden summen mit oder wiegen sich im Takt.

Alte Volkslieder und Kinderlieder sind ein Garant für klingende Hallen, wie auch Geburtstagsständchen und erfundene Spaßlieder. Ein Hit wäre das Ständchen zum bestandenen Führerschein von Herrn Griesgram kurz vorm 90er.

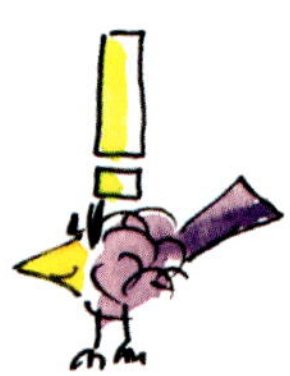

Tipp: *Fragen Sie nach Lieblingsliedern und legen Sie eine Musikbibliothek an. Mit einem tragbaren CD-Spieler steht dem melodischen Vergnügen nichts mehr im Wege.*

Ein Bild sagt mehr als tausend Worte

Abenteuer entstehen im Kopf und machen gute Laune. Wer farbenprächtige Bildbände durchblättert, kann in fremde Welten eintauchen. Fotos aus dem Familienalbum oder von aktuellen gemeinsamen Erlebnissen lassen schöne Erinnerungen wieder aufleben. Also: Bildbände auftreiben, Familienalben suchen und gegebenenfalls Fotografen plündern und los geht's …

Die „Lachende Fotowand“: Fröhliche Gesichter aus Fotos oder Zeitungen ausschneiden, auf einem großen Bogen Papier montieren und im Blickfeld aufhängen – so haben alle jeden Tag etwas zum Schmunzeln.

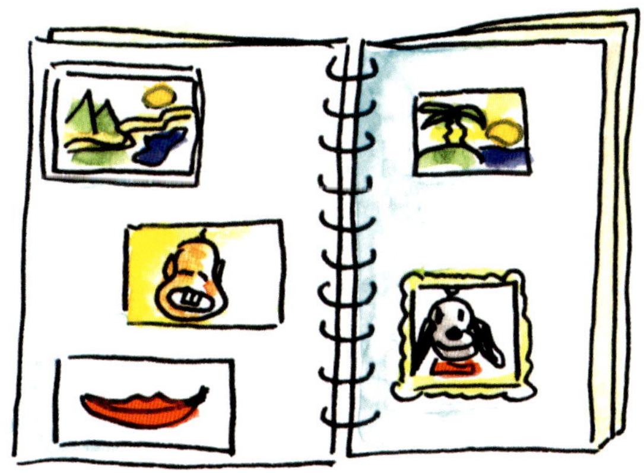

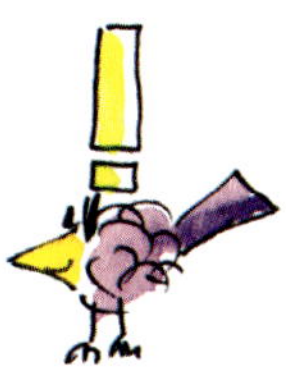

Tipp: *Schießen Sie Fotos von Ihren Schützlingen mit der Sofortbildkamera oder der Digitalkamera und malen Sie mit einem dicken Stift ein ☺ darauf (dort wo der Mund ist!).*

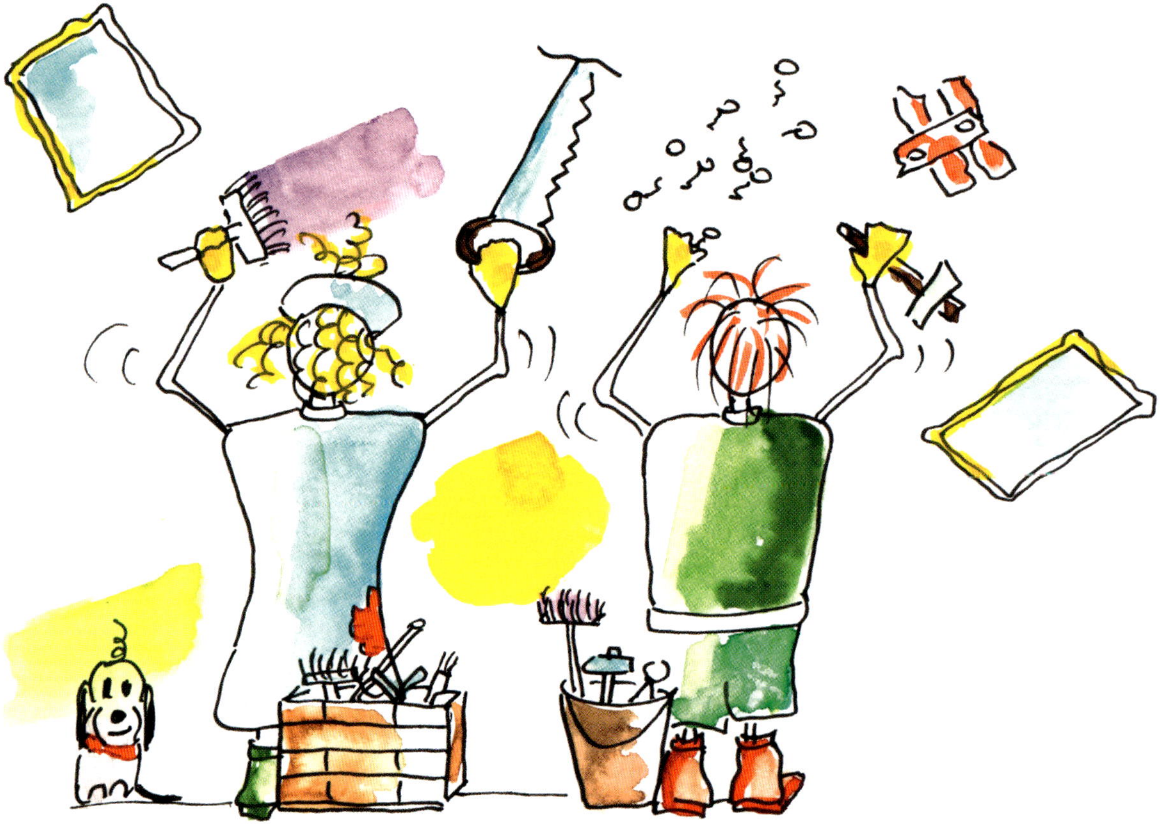

Hauptsache kreativ

Schwester Fröhlich und Bruder Köstlich lieben Abwechslung und Action. Nach Herzenslust basteln, malen, sägen, stecken, falten, schneiden sie aus, schreiben, dichten … Bei der regelmäßigen Kreativsause vergessen alle ihre Sorgen und kommen in einen wunderbaren „Flow"-Zustand. Das heißt, dass man wie die Kinder alles rundherum vergisst und ganz in seinem Tun aufgeht.

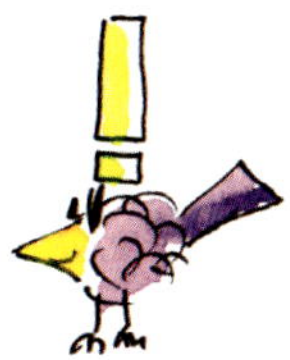

Tipp: *Gestalten Sie gemeinsam eine „Jahreszeitenwand" oder einen Geburtstagskalender oder machen Sie eine lustige Collage aus den (hoffentlich sauberen) Urinflascherln oder fragen Sie Ihren Arzt oder Apotheker.* ☺

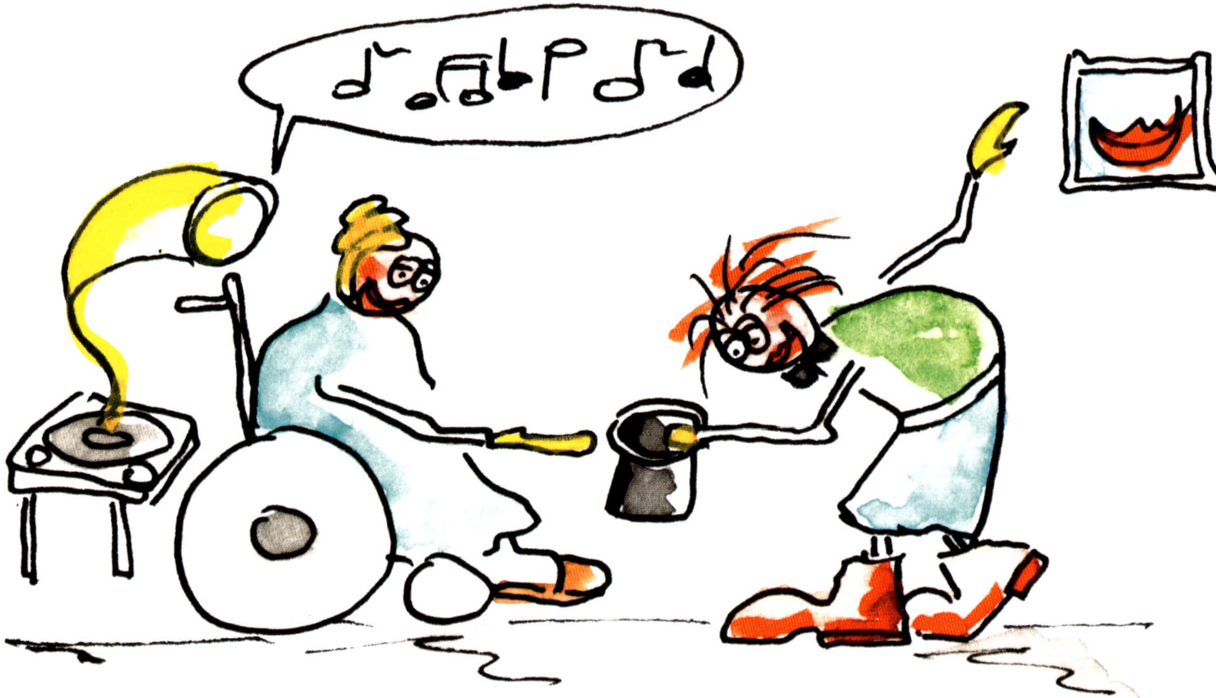

Darf ich bitten

Bruder Köstlich macht seine Aufwartung, denn er weiß: Tanzen gilt als eine der gesündesten Sportarten und ist vor allem bei Seniorinnen und Senioren besonders beliebt. Tanzen ist eine Wunderwaffe gegen schlechte Laune: Es sorgt für eine gute Sozialisation – man trifft Menschen, kommt einander näher und ist nicht mehr allein mit sich und seinen Sorgen. Beim gleichzeitigen Schritteüben, Musikhören und Rhythmusspüren kann man gar nicht anders, als linke und rechte Gehirnhälfte zu verwenden. Das stärkt die Kreativität und das Gedächtnis. „Ganz nebenbei" hält Tanzen fit und man verbrennt genug Kalorien, um sich auch noch ein Gläschen Wein gönnen zu dürfen.
Wer nicht mehr mobil ist, braucht auf das Tanzen nicht zu verzichten. Das geht ohne Tanzschule oder Ballsaal: im Rollstuhl, im Bett sitzend, auch liegend mit den Fingerspitzen und Zehen. Die Betroffenen erinnern sich an ihre Jugend und blühen auf. Bitte die Lieblingsmusik der Tänzerinnen und Tänzer nicht vergessen.

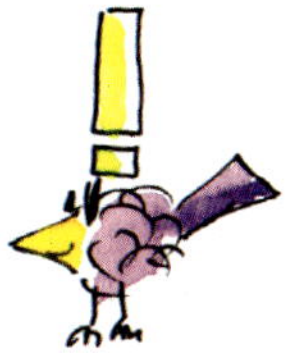

Tipp: *Richten Sie doch einen fixen Tanztag in der Woche ein – Donnerstag ist Tanztag!*

Heute scheint Ihnen die Sonne aus dem A…!

Schwester Fröhlich nimmt sich die Clowndoktoren zum Vorbild und baut immer wieder unerwartete Aktionen in den Pflegealltag ein. Sie lockert heute die Intimpflege mit einem Sonnen-Waschlappen auf. Wenn je ein Waschlappen lieb sein kann – ER ist es.

Auszug aus dem Blödelkatalog für alle Clownschwestern und Clownbrüder:

» *„Laut schauen": Grimassen und witzige Gesten*
» *Nonsens-Geschichten erfinden und erzählen*
» *Polsterschlacht, Wasserpritscheln, Plantschen*
» *Furzkissen, Lachsack oder rote Nase einschmuggeln*
» *Andere Menschen stimmlich imitieren*
» *Handpuppen und Smileys verwenden*
» *Fasching: verkleiden, maskieren, Gedichte aushecken, Gilden bilden*

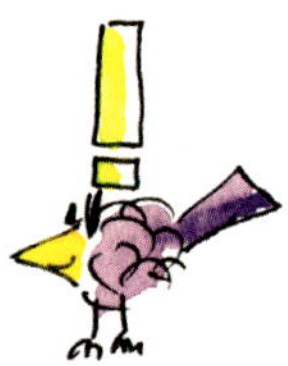

Tipp: *Wollen Sie so einen Sonnenwaschi erstehen? Bezugsquellen auf Seite 113.*

Und jetzt kommt der Mittwochswitz

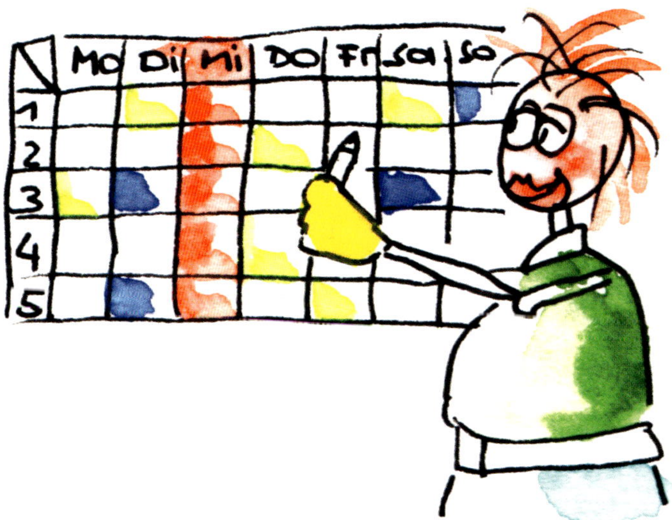

Einen besonderen Spaß bereitet den Damen und Herren der rituelle Wochenwitz. Als fixes Humorritual liest Bruder Köstlich jeden Mittwoch einen Witz vor oder eine lustige Anekdote oder Geschichte. Wenn die zu betreuenden Personen noch mobil sind, können sie auch selber dazu beitragen – aus der Zeitung einen Witz ausschneiden, vom Zeitungsstand im Spital „ausborgen“ oder siehe Seite 106.

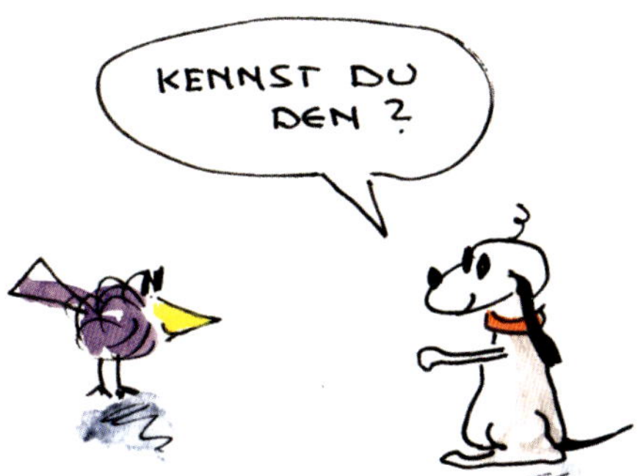

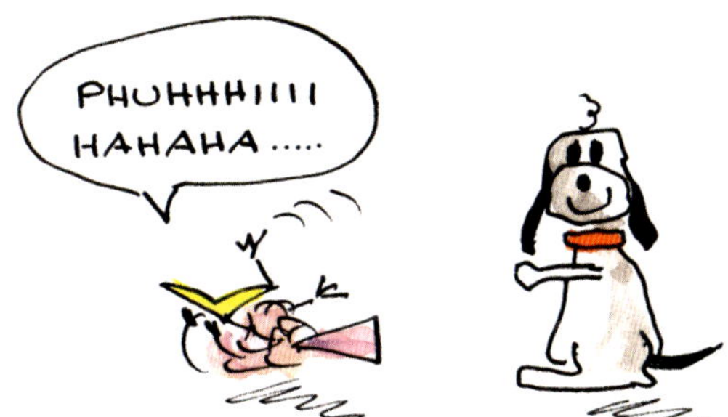

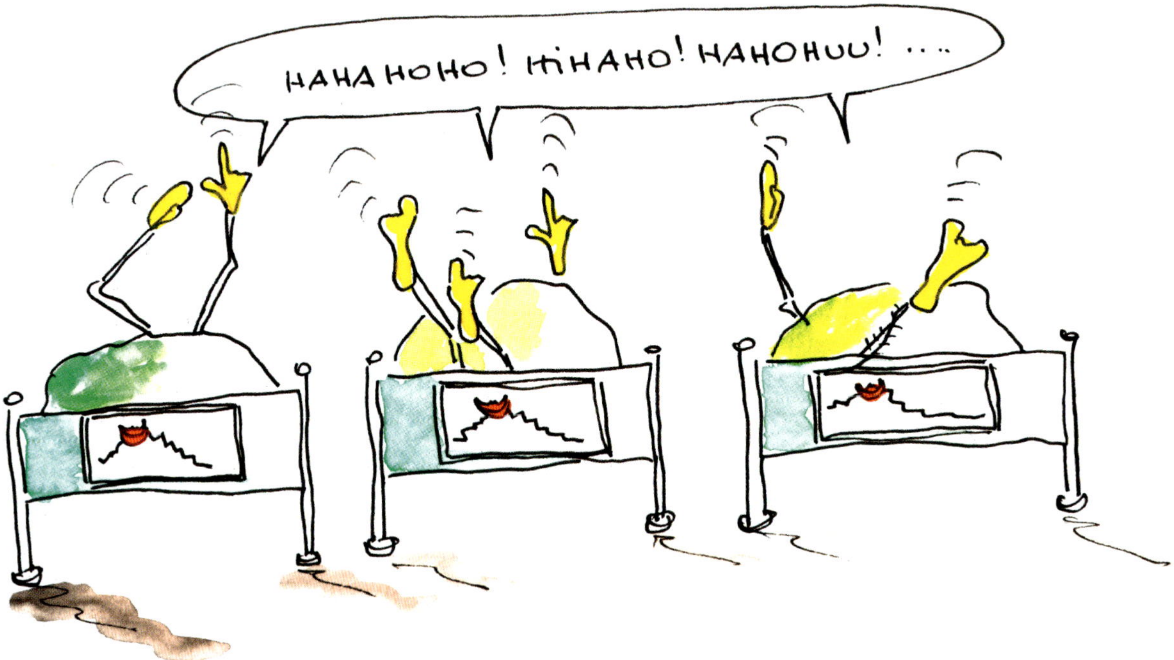
HAHAHOHO! HIHAHO! HAHOHUU! ...

Heute gehen wir joggen

Lachen wird auch als inneres Jogging bezeichnet, da eine Menge Sauerstoff den Organismus durchflutet und damit alle Organe aktiviert und die Fettverbrennung ankurbelt. Schwester Fröhlich und Bruder Köstlich veranstalten daher mit den Klientinnen und Klienten immer wieder kleine Lacheinheiten: Gemeinsam HOHOHAHAHA singen und dabei auf die Atmung achten. Dazu die Arme wie beim Joggen bewegen, das geht auch im Bett oder Rollstuhl. Inneres Jogging verbessert die Lungenfunktion und den Allgemeinzustand, Spannungen können abgebaut werden und die Lachsalvenaktion erheitert auch das Gemüt diverser Anwesender.

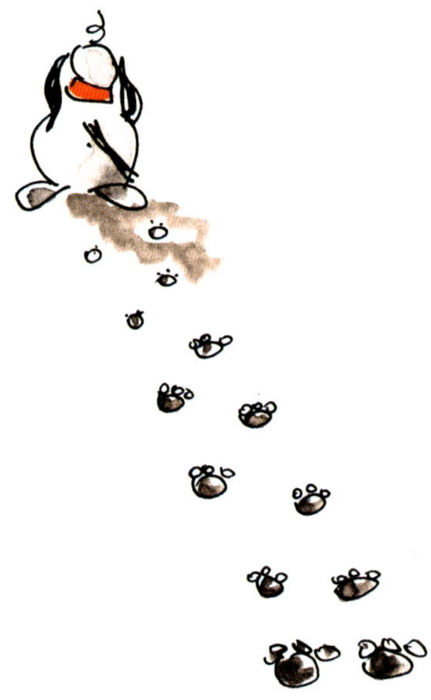

Jetzt gibt es Lachwasser

Manchmal sind regelrechte Ablenkungsmanöver gefragt. Schwester Fröhlich verabreicht zum Beispiel ein Getränk mit dem Hinweis: Das ist Lachwasser. Wer davon nippt, muss lachen!

Sie hat auch bemerkt, dass „junge Alte" oft über Dinge von außen lachen und „alte Alte" eher über Dinge von innen, also Erinnerungen oder Fantasien. Erfindungsgeist ist hier gefragt. Bruder Köstlich nennt seine Kollegin Fröhlich daher die Königin der Humorstifter.

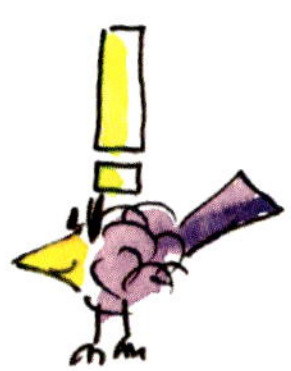

Tipp: *für moderate Humorstifter: Blumen mitbringen, je nach Saison mal eine Kastanie oder einen Wiesenstrauß.*

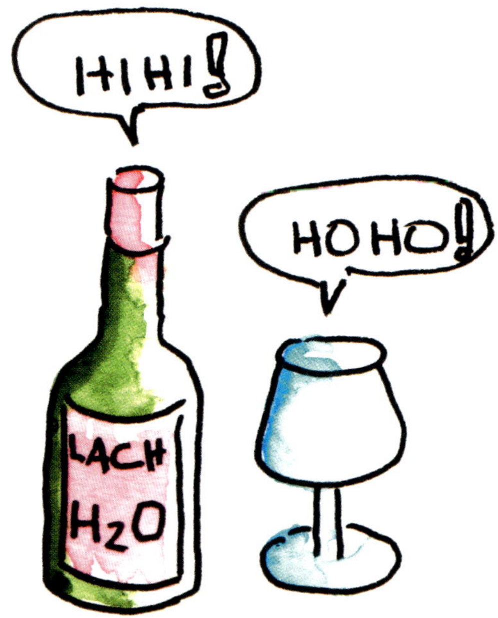

Lach- und Sachgruppe

Regelmäßige Lach-Treffen haben sich vielfach bewährt. Einmal pro Woche gemeinsam Spaß haben, angeleitet von verschiedenen Lachmeisterinnen und Lachmeistern. Empfehlenswert sind unter anderem Lachyoga, Nonsens-Spiele, Lachübungen, Singen nach den Jahreszeiten oder etwas basteln.

Ziel einer Gruppe mit einem gemeinsamen fixen Standort könnte werden, die Atmosphäre im Haus freudvoll zu gestalten:
Farben, lustige Bilder, das Gestalten nach Saison, Düfte, …

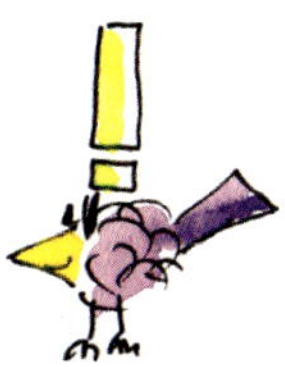

Tipp: *Blättern Sie zurück und lassen Sie sich inspirieren von den vielfältigen Ideen unserer Schwester Fröhlich und unseres Bruders Köstlich.*

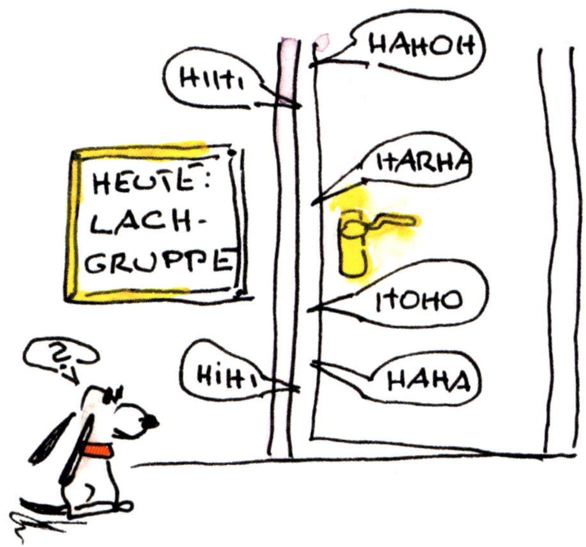

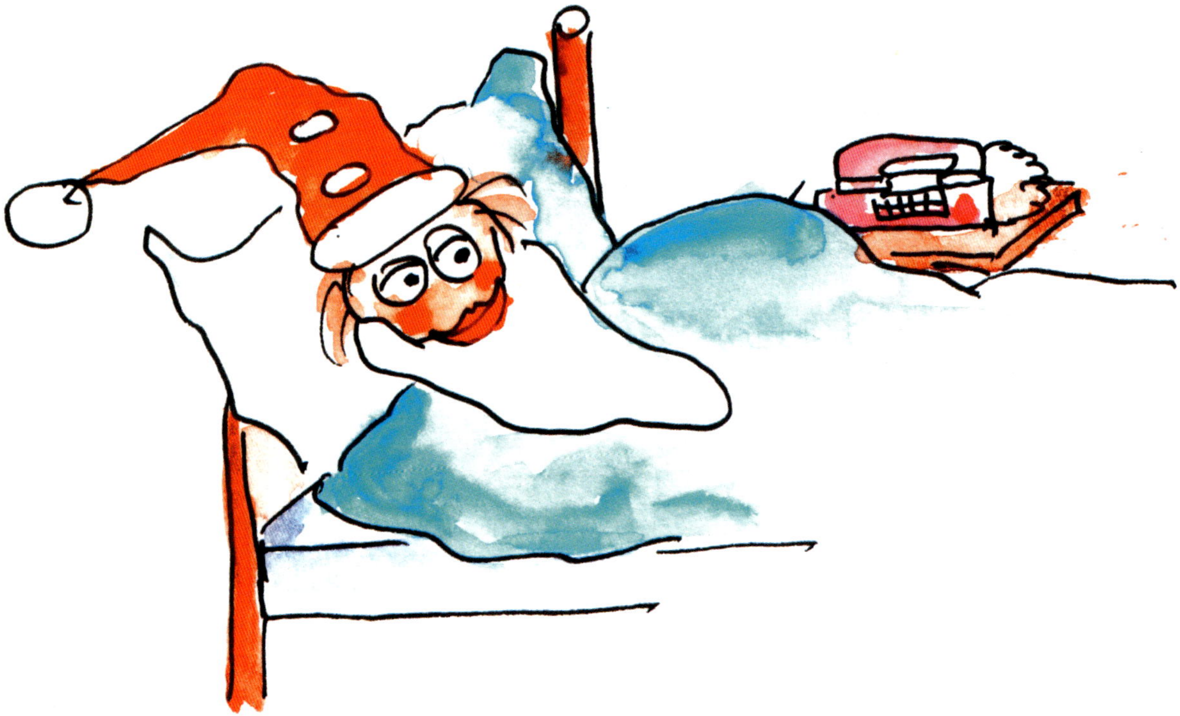

Schabernack, schabernack, schabernacknacknack

Schwester Fröhlich und Bruder Köstlich haben beschlossen, dass beim Thema Humor in der Pflege auch ihre Kolleginnen und Kollegen nicht zu kurz kommen dürfen. Ein kleiner Scherz kommt gut an, wenn das Team eingeschworen und Humor schon etabliert ist.

Bruder Köstlich hat obskure Einfälle und liebt Weihnachten: Leider kommt das Christkind nur einmal im Jahr – das ist eindeutig zu selten für Bruder Köstlich. Er braucht Weihnachten das ganze Jahr und sein überdimensionaler Weihnachtsmann aus Plastik hilft ihm dabei. Dieser findet sich bei 35 Grad im Schatten auf der Damentoilette sitzend oder in einem leeren Krankenbett wieder.

Der neueste Coup: Bruder Köstlich bespielt den Anrufbeantworter des internen Haustelefons mit Lachsalven und freut sich über verdutzte Reaktionen.

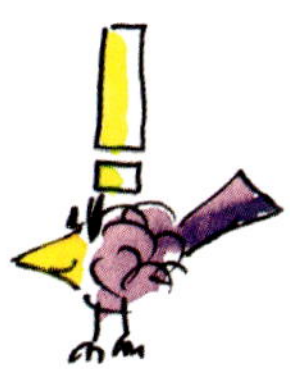

Tipp: *Bruder Köstlich empfiehlt fröhliche Sanktionen, wenn das Grinsen sich nicht einstellt.* ☺

Das ist Smiley, der freundliche Blick

Ab sofort kümmern sich Schwester Fröhlich und Bruder Köstlich um die Dekoration des Arbeitsplatzes. Sie hängen Sprüche, Smileys und Poster auf, teilen Lachfähnchen und rote Nasen aus. Sie führen Begrüßungsrituale ein, wie „Hallo, heute ist ein schöner Tag!" und Übungen zum Spannungsabbau mit Lachyoga. Zur Motivation und Aufmunterung des Teams gibt es eine Pinwand für die neuesten Fotos und Witze. Eine Humorecke wird eingerichtet, in der lustige Bücher und Zeitschriften aufliegen und der Lachkoffer mit Lachutensilien zu finden ist.

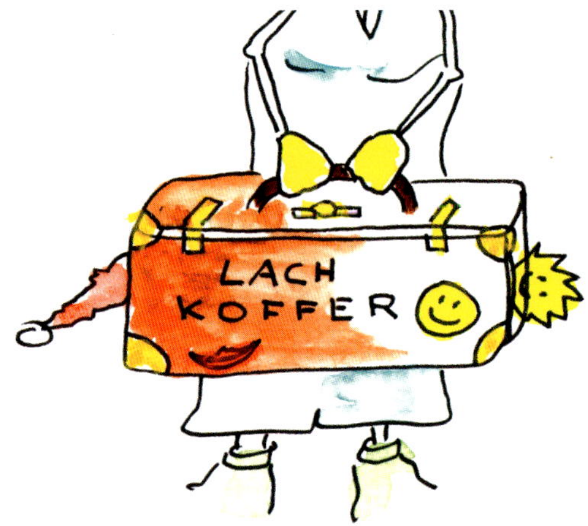

Jeden Tag wählen sie einen freundlichen Bildschirmschoner für den Computer aus und versenden regelmäßig heitere E-Mails. In ein großes Buch schreiben alle lustige Anekdoten. Einmal im Monat gibt es Pizza-Essen und jemand liest aus dem Buch vor – eine Riesengaudi.

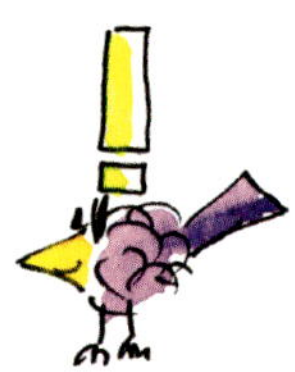

Tipp: *Wählen Sie eine(n) monatliche(n) „Vergnügungsausschusspräsidentin/-präsidenten". Berufsbild: Organisation von Feiern, Einbringen von Kulturtipps, Cartoons und Witzen.*

Lachend leichter lernen

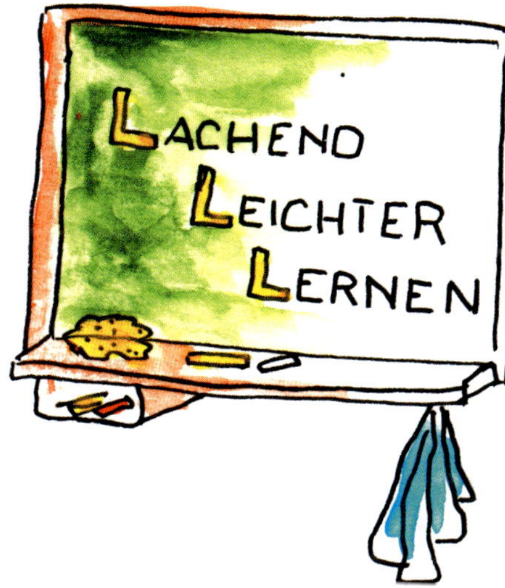

Für alle, die die ehrenvolle Aufgabe haben, Ihr Wissen im Unterricht weitergeben zu dürfen, hier der Tipp von Fröhlich und Köstlich: Lachen und Lernen bilden ein Traumpaar.
Die 3-L-Methode bringt es auf den Punkt:
Lachend leichter lernen.

Wenn Sie selbst Bewegung lieben, bietet sich zu Unterrichtsbeginn eine kleine Lachyoga-Einheit an. Schwester Fröhlich macht es wie ihre Lieblingslehrerin. Sie ermuntert alle Schülerinnen und Schüler zu Beginn der Stunde ganz laut zu trampeln und zu schreien. Danach können sich alle viel besser konzentrieren.

Wenn Sie eher Fan von Witzen sind, teilen Sie Ihre Begeisterung mit den Schülerinnen und Schülern. Sie freuen sich über jeden erzählten Witz.

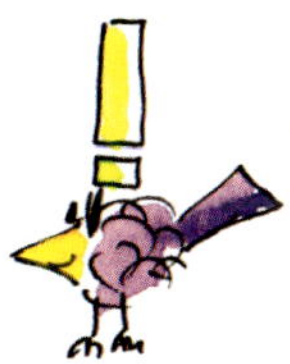

Tipp: *Auf einem humorvollen Boden gedeiht das Wissen besser!*

Nachwort

Liebe Leserinnen und Leser!

In meinen Seminaren und Begegnungen bekomme ich laufend neue Anregungen. Ein Seminarteilnehmer stellt sich zum Beispiel vor, dass der Klient sein Angehöriger ist. Oder umgekehrt denkt er daran, dass auch er einmal Betreuung braucht. Auch Sie, liebe Leserinnen und Leser, können irgendwann einmal selbst in die Situation kommen, Betreuung zu benötigen – wie hätten Sie gerne Ihr Pflege- bzw. Betreuungspersonal?

Denken Sie ab und zu an die Anfänge Ihrer Pflegetätigkeit zurück? Eine ältere Seminarteilnehmerin erstrahlte bei ihrer Erinnerung daran, dass Sie früher beim Betreten des Zimmers oft den Satz gehört hatte: „Ah, die Sonne geht auf!" Für alle, die dieses Gefühl vermissen: Arbeiten Sie das Buch durch, suchen Sie die passenden Übungen, trainieren Sie täglich und glauben Sie an den sonnigen Erfolg. Ihr strahlendes Lächeln wartet nur darauf. ☺

Ich wünsche Ihnen alles erdenklich Gute und lachen Sie's gut!

Ihre MM

PS.: Ich freue mich über Besuche auf meiner Homepage www.mueksch.at. Dort finden Sie Informationen unter anderem zum Lachclub, zu Seminaren und Vorträgen.

Danke …

… allen, die zur Entstehung dieses Buches beigetragen haben:
Ilona Matusch, ohne deren geduldige Schreib-Hilfe ich das Buch sicher nie herausgebracht hätte. Jaro Raiser, der mit stoischer Ruhe alle meine Ideen zeichnerisch umsetzte, viele schlaflose Nächte hatte und mir schließlich die Gründung des eigenen Verlages ermöglichte. Lisa Raiser und Melanie Schöser, die ihre jugendliche Pflege-Begeisterung beigesteuert haben. Christoph Aspacher vom Grafikstudio Digihouse, der aus dem Rohentwurf einen Diamanten machte. Alle Teilnehmerinnen und Teilnehmer meiner Seminare, ohne die ich nie die Idee für das Buch gehabt hätte.

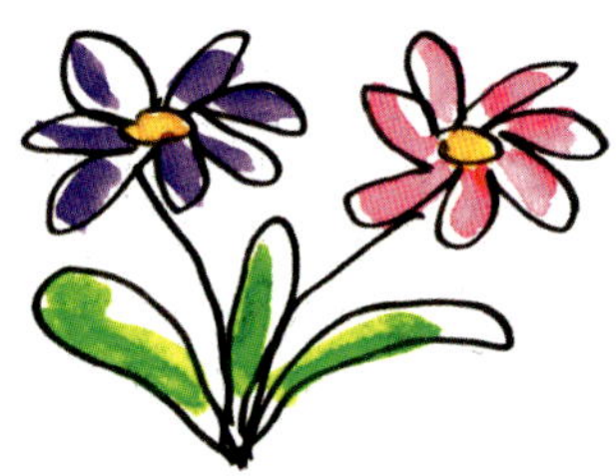

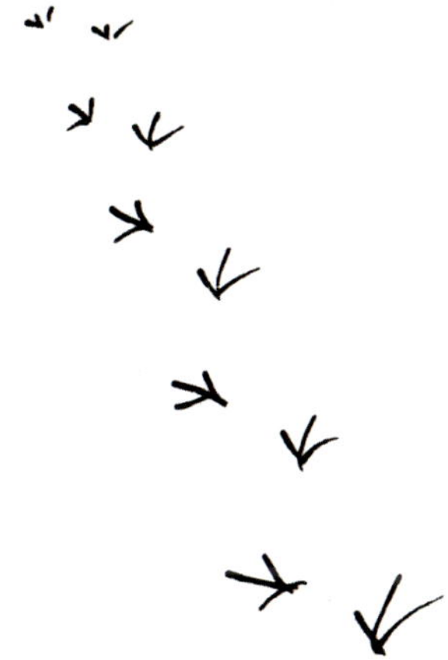

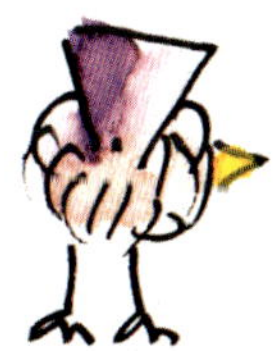

ANHANG

Eine kleine erprobte Auswahl an Film- und TV-Komödien

Filme mit berühmten Komikern wie

- Dick & Doof
- Woody Allen
- Louis de Funes
- Karl Valentin
- Heinz Rühmann
- Loriot
- Hans Moser
- Mr. Bean

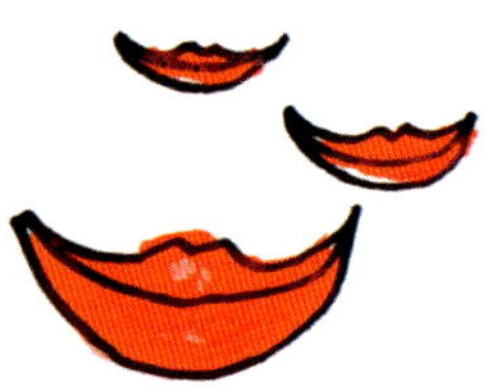

Filme wie

- „Indien"
- „Ice Age"
- „Dinner for one"
- „Ein Käfig voller Narren"
- alte Schwarz-Weiß- und Stummfilme
- „Wer früher stirbt ist länger tot"
- „Patch Adams"

TV-Serien wie

„Mundl"
„Monaco Franze"
„Pippi Langstrumpf"
„Kottan"
„Versteckte Kamera"
Monty Python"

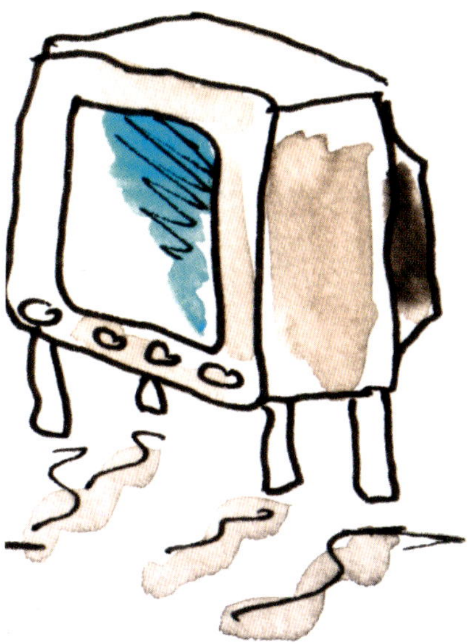

Theater-Komödien wie

„Arsen & Spitzenhäubchen"
„Lampenfieber"

Buchtipps: Nonsens/Witze/Parodien/Anekdoten/ Schwänke

Böhm, Erwin: „Pschyr-Rempler oder medi-zynische Böhm-Merkungen“ (Maudrich) ISBN 3-85175-746-7

Fritsch, Sibylle: „Worüber Frauen lachen“ (Deuticke) ISBN 3-216-30608-9

Grun, Bernhard: „Beste Musiker-Anekdoten“ (Ullstein) ISBN 3-548-22819-4

Heindl, Gottfried: „Die Purpurschmiede“ (Neff) ISBN 3-7014-0297-3

Hirschhausen, Eckart von: „Arzt-Deutsch/Deutsch-Arzt“ (Langenscheidt) ISBN 978-3-468-73177-8

Hirschhausen, Eckart von: „Die Leber wächst mit ihren Aufgaben“ (rororo) ISBN 978-3-499-62355-4

Knaur, Hrsg: „1000 neue Witze! Lachen bis der Arzt kommt“ (Droemer Knaur) ISBN 978-3-426-62996-3

Markus, Georg: „Wiener Geschichten“ (Ueberreuter) ISBN 3-8000-3459-X

Markus, Georg: „Es hat uns sehr gefreut“ (Amalthea) ISBN 3-85002-383-4

Roda Roda, Alexander: „Fünfhundert Schwänke“ (dtv) ISBN 3-423-11195-X

Roth, Eugen: „Ein Mensch“ (Fischer) ISBN 3-596-12083-7

Roth, Eugen: „Kleines Tierleben“ (Fischer) ISBN 3-596-12084-5

Schenk, Otto (Hrsg): „Sachen zum Lachen“ (Piper) ISBN 3-492-22143-2

Schenk, Otto: „Garantiert zum Lachen“ (Piper) ISBN 3-492-24418-1

Rober, Robert: „Schauspieler-Anekdoten“ (Langen Müller) ISBN 3-7844-1950-X

Sprenzinger, Jürgen: „Sehr geehrter Herr Maggi" (Knaur) ISBN 3-426-73051-0

Thiesen, Peter: „Camelbert und Cole Dosa" (Beltz Taschenbuch) ISBN 3-407-22054-5

Trenkle, Bernhard: „Das zweite HaHandbuch" (Carl-Auer-Systeme Verlag) ISBN 3-89670-132-0

Weigel, Hans: „O du mein Österreich" (dtv) ISBN 3-423-00488-6

Woerz, Andy: „Das Nonsens-wörterbuch" (DerKoenig Verlag) ISBN 3-902098-08-2

Buchtipps: Humor/Lachen/Lachyoga/Lachclub

Adams, Patch; Mylander, Maureen: „Gesundheit!" (12 & 12) ISBN 3-930657-24-4

Birkenbihl, Vera F.: „Humor: An Ihrem Lachen soll man Sie erkennen" (mvg Verlag) ISBN 3-636-07100-9

Birkenbihl, Vera F.: „Jeden Tag weniger ärgern. Das Anti-Ärger-Buch" (mvg Verlag) ISBN 3-636-06277-8

Bischofberger, Iren (Hrsg.): „Das kann ja heiter werden" (Verlag Hans Huber) ISBN 3-456-83831-X

Cousins, Norman: „Anatomy of an illness" (W.W.Norton & Company) ISBN 0-393-04190-5

Cousins, Norman: „Der Arzt in uns selbst" (rororo) ISBN 3-499-19307-8

Emmelmann, Christoph: „Das kleine Lachyoga Buch" (dtv) ISBN 978-3-423-34429-6

Galli, Johannes: „Entdecke den Clown in dir" (Herder spektrum) ISBN 3-451-05058-7

Holtbernd, Thomas: „Der Humor-Faktor" (Junfermann) ISBN 3-87387-496-2

Höfner, Eleonore; Schachtner, Hans-Ulrich: „Das wäre doch gelacht!" (rororo) ISBN 3-499-60231-8

Kienzl, Andreas: „Ein Esel, wer nicht lacht" (Ueberreuter) ISBN 3-8000-7101-0

Kienzl, Andreas: „Humor trotz Tumor" (Ueberreuter) ISBN 978-3-8000-7168-5

Kataria, Dr. Madan: „Lachen ohne Grund" (vianova) ISBN 3-928632-93-0

Lundin, Stephen C.; Paul, Harry; Christensen John: „Fish!" (Ueberreuter) ISBN 3-8323-0756-7

Rütting, Barbara: „Lach dich gesund" (Nymphenburger) ISBN 978-3-485-01077-1

Rusch, Caroline: „Lachen Sie sich gesund!" (mvg Verlag) ISBN 978-3-636-07209-2

Rusch, Caroline: „Der kleine Lachtherapeut" ISBN 3-7831-2516-2

Schwarz, Gerhard Dr.: „Führen mit Humor" (Gabler) ISBN 978-3-409-12732-5

Titze, M. und Eschenröder C.: „Therapeutischer Humor" (Fischer Taschenbuch) ISBN 3-596-12650-9

Uber, Heiner; Mondhe, Papu Pramod: „Länder des Lachens" (Frederking & Thaler) ISBN 3-89405-427-1

Linktipps: Humor

www.mueksch.at Infos und Termine, Hernalser Lachclub

www.laughteryoga.org Dr. Madan Kataria – lachyoga(at)chello.at

www.patchadams.com

Norman Cousins – Buch Der Arzt in uns selbst

Jampolsky, Gerald G.: „Verzeihen ist die größte Heilung“ (Heyne) ISBN 978-3-453-70016-1

Krech, Gregg: „Die Kraft der Dankbarkeit“ (Theseus) ISBN 3-89620-212-X

Kübler-Ross, Elisabeth: „Über den Tod und das Leben danach“ (Silberschnur) ISBN 3-923781-02-4

Lassen, Arthur: „Heute ist mein bester Tag“ (L.E.T.)

Lelord, Francois: „Hectors Reise oder die Suche nach dem Glück“ (Piper) ISBN 978-3-492-24828-0

Nidiaye, Safi: „Aufwachen und Lachen“ (Integral) ISBN 3-7787-9129-X

OSHO: „Leben, Lieben, Lachen“ (innenwelt) ISBN 3-936360-83-9

Tolle, Eckhart: „Jetzt! Die Kraft der Gegenwart“ (Kamphausen) ISBN 3-933496-53-5

Egli, René: „Das LOL2A-Prinzip“ (Edition D'Olt) ISBN 3-9520606-0-7

Buchtipps: Affirmationen/Geschichten

Aldinger, Marco.: „Geschichten für die kleine Erleuchtung“ (Herder spektrum) ISBN 3-451-05331-4

Bambaren, Sergio: „Ein Strand für meine Träume“ (Kabel) ISBN 3-8225-0571-4

Bambaren, Sergio: „Der träumende Delphin“ (Piper) ISBN: 3-492-22941-7

Caddy, Eilen: „Herzenstüren öffnen“ (Greuthof) ISBN: 3-923662-15-7

Coelho, Paulo: „Handbuch des Kriegers des Lichts“ (Diogenes) ISBN3-257-06277-X

Gibran, Khalil: „Der Prophet“ (Herder spektrum) ISBN 978-3-451-07058-7

Grün, Anselm: „Das kleine Buch vom guten Leben“ (Herder spektrum) ISBN 978-3-451-07044-0

Grün, Anselm: „Das kleine Buch vom wahren Glück“(Herder spektrum) ISBN 978-3-451-07007-5

Haak, Rainer: „...dass die Sonne für dich scheint“ (SKV-Edition) ISBN 978-3-8256-0033-4

Haak, Rainer: „...dass deine Seele vor Freude tanzt“ (SKV-Edition) ISBN 978-3-8256-0035-8

Heinemann, Inka: „Ich schenk dir tausend Sonnenstrahlen“ (Pattloch) ISBN 3-629-00184-x

Hay, Louise L.: „Deine innere Stimme“ (Heyne) ISBN 3-453-09551-0

Hörtenhuber, Kurt; Wolf, Conny: „OUPS vom Planet des Herzens“ (incomix) ISBN 3-9501644-0-5

Mello, Anthony de: „Warum der Schäfer jedes Wetter liebt“ (Herder spektrum) ISBN 978-3-451-05660-4

Schaffer, Ulrich: „Sein wie ein Baum“ (Kreuz verlag) ISBN 3-7831-1585-X

Saint-Exupery, Antoine de: „Der kleine Prinz“ (Arche) ISBN 3-7160-2501-1

Snunit, Michal: „Der Seelenvogel“ (Piper) ISBN 3-492-23879-3

Linktipps: Therapie

www.psyonline.at Österreichs größtes Internet-Portal für Psychotherapie

www.gesund.co.at Das umfassende österreichische Gesundheitsportal

www.aktivgesund.com Naturnaher Lebens- und Heilweisen, Diagnose- und Therapieverfahren

www.alternativmedizin.cc Deutschlands Info-Portal zur Alternativmedizin

Mag. Monika Müksch

Schauspielerin, Sängerin, systemische Wirtschaftscoachin, Intuitions- und Lachmuskeltrainerin

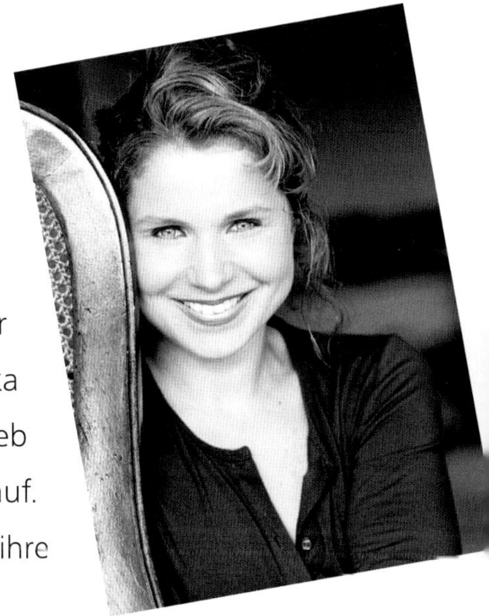

Nach dem Studium der Sport- und Ernährungswissenschaften an der Uni Wien und einer internationalen Eistanzkarriere arbeitete Monika Müksch als Sport-Coach. Daneben studierte sie Schauspiel, verschrieb sich der Komödie und trat mit einem eigenen Kabarett-Programm auf. In Los Angeles studierte sie „Acting for the camera" und entdeckte ihre Liebe zum Gesang neu.

Die Ausbildung zur systemischen Wirtschaftscoachin und zur Mental- und Intuitionstrainerin gab ihr das nötige Rüstzeug für ihre „Mission": das Lachen und den Humor in der Welt zu verstärken und Menschen einander näher und weg von ihren Problemen zu bringen. Das gelingt mit ihren begehrten Humor-Seminaren, Vorträgen und ihrer Samtstimme. Als Synchronsprecherin, Vorleserin und Sängerin berührt sie die Herzen der Zuhörerinnen und Zuhörer und bringt in ihrer „edition velvet voice" CDs und Bücher heraus.

Infos: www.mueksch.at | www.velvetvoice.at

Ilona Matusch

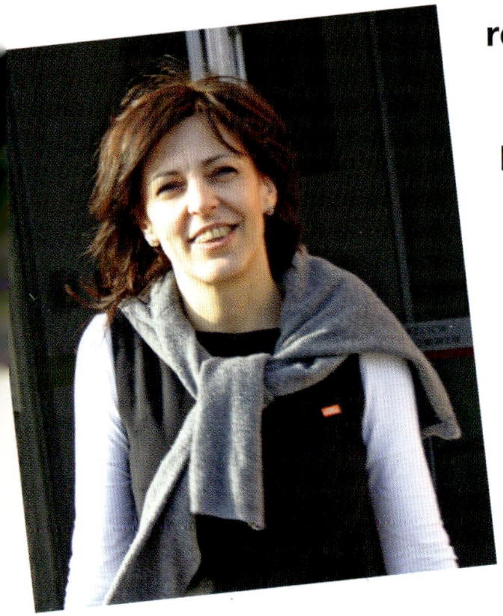

Journalistin, Texterin, Pressebetreuerin bei einem großen österreichischen Energieunternehmen

Das Studium der Publizistik und Politologie wich schon bald dem Praxisdurst der gebürtigen Steirerin und so begann sie 1990 ihre Karriere als Reporterin und Redakteurin. In rund zehn Jahren festigte sie ihr journalistisches Können und beendete ihre „Printkarriere" als Redaktionsleiterin einer großen österreichischen Lokalzeitung. Es folgte ein kurzer Abstecher in die Welt des Fernsehens und seit 2001 hat sie sich der Öffentlichkeitsarbeit und der Pressebetreuung eines Energieunternehmens verschrieben. Während ihrer Ausbildung zur systemischen Wirtschaftscoachin 2004 machte sie erstmals Bekanntschaft mit Gelotologie und bekam mit Moni Müksch die Gelegenheit ihrem Traum eines eigenen Buchs näher zu kommen, als Co-Autorin für dieses Handbuch. Ilona Matusch arbeitet und lebt in Wien. *Nicht der Zufall, sondern unser Denken beeinflusst den Weg, den wir gehen.*

Ing. Jaro Raiser

Diplom Ökonom, Unternehmer, Illustrator

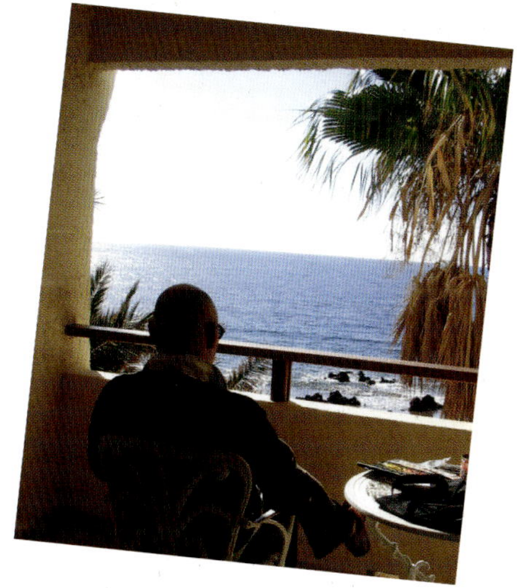

Nach Handelsschule und HTL in Oberösterreich und Management-Studium in St. Gallen standen dem Illustrator dieses Buches alle Wege für eine internationale Management-Karriere offen. Zum Ausgleich für die harten Anforderungen im Business widmet sich Jaro Raiser dem Sport, dem Kochen und dem Zeichnen für seine Frau – bevorzugt in entspannter Umgebung.

So entstanden auch die Protagonisten dieses Buches und entwickelten im Laufe der Monate ein fideles Eigenleben. Hochgradig inspiriert steht das nächste Projekt von Jaro Raiser schon in den Startlöchern!

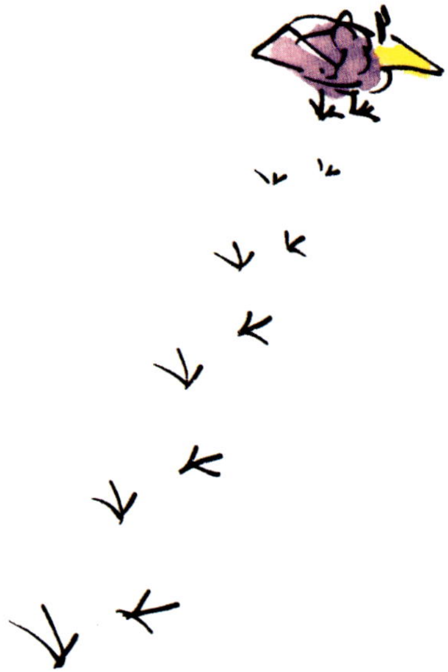

Zitate zum Thema Humor und Lachen

Lachen ist die kürzeste Verbindung zwischen zwei Menschen. (Victor Borge)

Ein fröhliches Herz tut dem Leib wohl, ein bedrücktes Gemüt lässt die Glieder verdorren. (Sprüche 17,22)

Humor ist die äußerste Freiheit des Geistes, wahrer Humor ist immer souverän. (Christian Morgenstern)

Nimm dir Zeit zu lachen – das ist Musik für die Seele. (irischer Segensspruch)

Humor ist der Schwimmgürtel auf dem Strom des Lebens. (Wilhelm Raabe)

Durch Lachen verbessern sich die Sitten. (Horaz)

Humor ist der Knopf, der verhindert, dass uns der Kragen platzt. (Joachim Ringelnatz)

Humorlosigkeit ist die Unfähigkeit, eine andere Wirklichkeit wahrzunehmen als die eigene. (Everding)

Die Fantasie tröstet die Menschen über das hinweg, was sie nicht sein können, und der Humor über das, was sie tatsächlich sind. (Albert Camus)

Jeder Tag, an dem du nicht lächelst, ist ein verlorener Tag. (Charly Chaplin)

Der Humor ist keine Gabe des Geistes, sondern des Herzens. (Ludwig Börne)

Lächeln erzeugt Lächeln, genauso wie Liebe Liebe erzeugt. (Mutter Theresa)

Wahrer Humor und echter Witz lassen sich nicht erzwingen. (Freiherr von Knigge)

Als ich jung war, habe ich vergessen zu lachen. Erst später, als ich meine Augen öffnete und die Wirklichkeit erblickte, begann ich zu lachen und habe seither nicht mehr aufgehört. (Sören Kierkegaard)

Lachen ist die charmanteste Art, dem Gegenüber die Zähne zu zeigen.

Humor ist die Fähigkeit, heiter zu bleiben, wenn es ernst wird. (Ernst Penzoldt)

Humor ist ein universelles Heilmittel.

Für das Denken gibt es keinen besseren Start als das Lachen. Lachen und Denken – beide sind der Verzicht auf die Anstrengung, dumm zu bleiben. (Odo Marquard)

Lachen vertreibt den Teufel. (Martin Luther)

Unser Verstand ist ein Beweis für den Humor Gottes.

Wer zuletzt lacht, stirbt wenigstens fröhlich.

Lacht kaputt, was euch kaputt macht!

Wenn du Menschen zum Denken bringen willst, bring sie zum Lachen. (Max Frisch)

Das Lachen ist der Lebenskraft zuträglich, denn es fördert die Verdauung.
(Immanuel Kant)

Kann man denn nicht auch lachend sehr ernsthaftig sein? (Gotthold Ephraim Lessing)

Lachen braucht weniger Energie als ein ernstes Gesicht. (Anton Gunzinger)

Wer lächelt, statt zu toben, ist immer der Stärkere. (aus Japan)

Humor ist die Lust zu lachen, wenn einem zum Heulen ist. (Werner Finck)

Humor ist die Weisheitsform des heiter resignierten Überwinders. (Jacob Burckhardt)

Humor ist eines der besten Kleidungsstücke, die man in der Gesellschaft tragen kann. (W. Thackeray)

Aller höhere Humor fängt damit an, dass man die eigene Person nicht mehr ernst nimmt. (H. Hesse)

An dem Punkt, wo der Spaß aufhört, beginnt der Humor. (Werner Finck)

Das Leben ist schwer – ein Grund mehr, es auf die leichte Schulter zu nehmen. (Emil Gött)

Das Leben meistert man entweder lächelnd oder überhaupt nicht. (aus China)

Der Humor ist keine Gabe des Geistes, sondern des Herzens. (Ludwig Börne)

In einem Land leben, in dem es keinen Humor gibt, ist unerträglich. (Bertolt Brecht)

Lachen ist Gewinnen. (Charles Gruner)

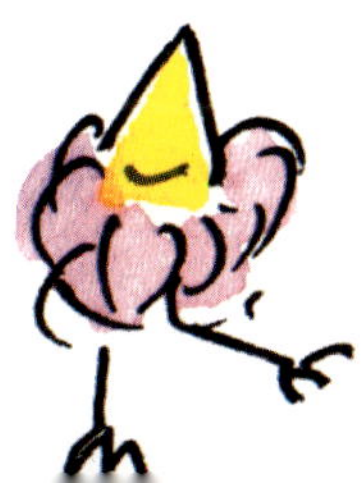

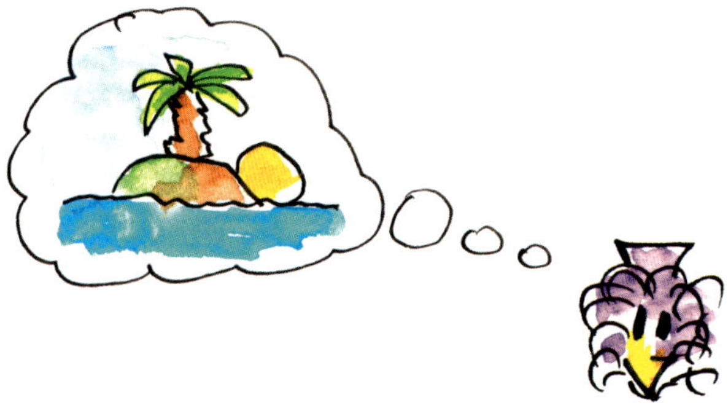

Persönliche Notizen

Hier können Sie Ihre ganz persönlichen Gedanken, Ideen und Erfahrungen festhalten

Amerikanischer Arzt

Patch Adams (Film) (1998)

Visionär u. CliniClown => Rote Nasen

Gelophil – lachfreudig

Laughter Really is the best medicin

Persönliche Notizen

Hier können Sie Ihre ganz persönlichen Gedanken, Ideen und Erfahrungen festhalten

Persönliche Notizen

Hier können Sie Ihre ganz persönlichen Gedanken, Ideen und Erfahrungen festhalten

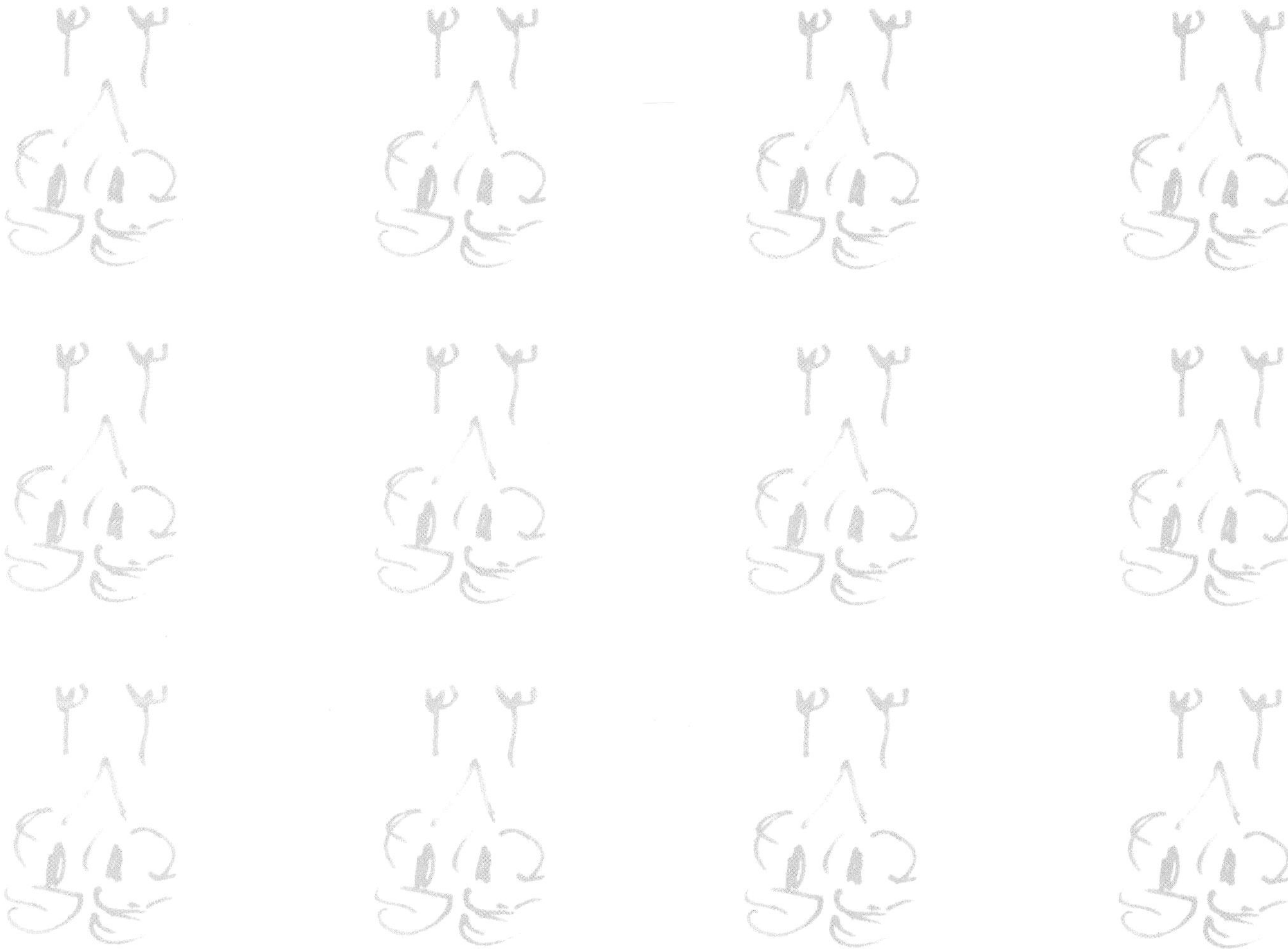